W0301726

SEXUALITÄT UND PARTNERSCHAFT

Dr. Miriam Stoppard

SEXUALITÄT UND PARTNERSCHAFT

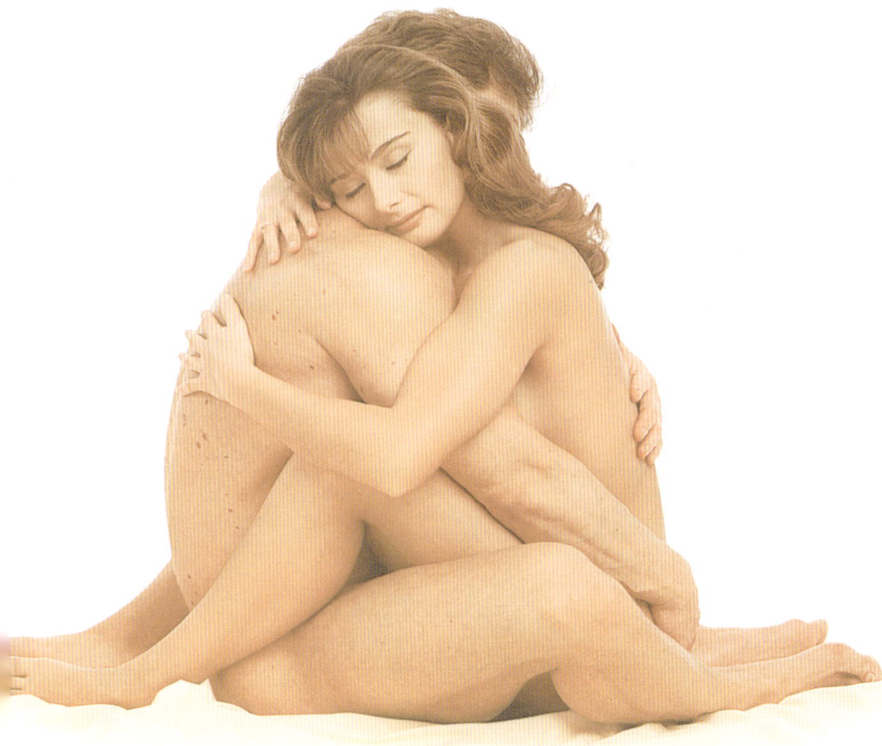

URANIA-RAVENSBURGER

EIN DORLING-KINDERSLEY-BUCH

Originaltitel: **DK Healthcare Series: Healthy Sex**
Copyright © 1998 by Dorling Kindersley Limited, London
Text copyright © 1998 Miriam Stoppard

Die Deutsche Bibliothek – CIP-Einheitsaufnahme

Stoppard, Miriam:
Sexualität und Partnerschaft / Miriam Stoppard. [Übers.: Berliner Buchwerkstatt]. - Berlin : Urania-Ravensburger, 1999
Einheitssacht.: Healthy Sex <dt.>
ISBN 3-332-01011-5

Copyright © 1998 Dorling Kindersley Limited
Copyright © der deutschen Ausgabe 1999 by Urania-Ravensburger
in der Dornier Medienholding GmbH, Berlin
Titel der englischen Originalausgabe: Healthy Sex,
erschienen bei Dorling Kindersley Limited, London
Die Schreibweise entspricht den Regeln der neuen Rechtschreibung.
Die Verwertung der Texte und Bilder, auch auszugsweise, ist ohne Zustimmung
des Verlags urheberrechtswidrig und strafbar.
Dies gilt auch für Vervielfältigungen, Übersetzungen, Mikroverfilmungen
und für die Verarbeitung mit elektronischen Systemen.
This book was designed and produced by Dorling Kindersley Limited,
9 Henrietta Street, Covent Garden, London WC2E 8PS

Umschlaggestaltung: Morian & Bayer-Eynck, Coesfeld
Titelbild: Bavaria Bildagentur, The Image Bank
Übersetzung: Berliner Buchwerkstatt, Martin Rometsch
Redaktion: Berliner Buchwerkstatt, Vera Olbricht
Satz und Herstellung: Berliner Buchwerkstatt, Claudia Maas
Druck: Wing King Tong
Printed in Hong Kong
Gedruckt auf alterungsbeständigem Papier mit chlorfrei gebleichtem Zellstoff

INHALT

Einleitung

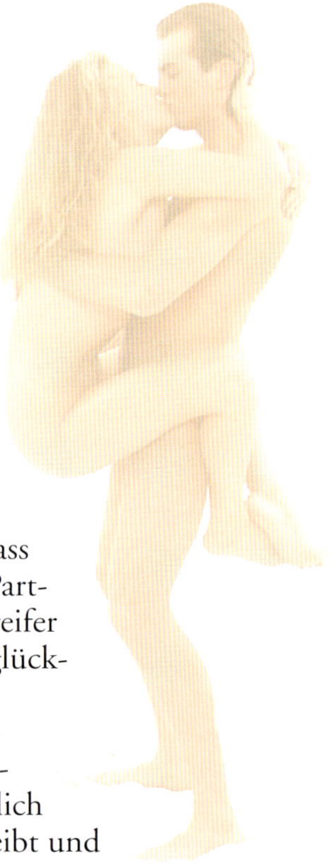

Nichts kann die Liebe, die zwei Menschen füreinander empfinden, besser ausdrücken als der Sex. Er ist so wichtig wie oder gar noch wichtiger als jeder andere Aspekt einer langen oder kurzen Beziehung. Sex ist nicht nur körperliches Verlangen oder ein Mittel zur Fortpflanzung, sondern auch eine Möglichkeit, einen anderen Menschen neu auf eine völlig einzigartige Weise kennen zu lernen.

Durch Sex zeigen Männer und Frauen, was sie einander bedeuten – etwas, was heute oft vergessen wird. Die Unterstützung, die Liebende einander geben, kann niemand ersetzen und oft ist der Partner der einzige Hafen im Sturm des Lebens: Er gibt Ihnen emotionalen Rückhalt und zeigt Ihnen, dass Sie wichtig und begehrenswert sind. Ein liebevoller Partner lässt Sie spüren, dass Sie ein ausgewogener, reifer Mensch sind, der die Fähigkeit und das Recht hat, glücklich zu sein.

Insofern ist Sex überaus wichtig, weil nur ein liebender Partner all das geben kann. Beide Partner müssen also ihr Liebesleben ernst nehmen; denn letztlich hängt es auch davon ab, ob ein geliebter Mensch bleibt und eine Liebe von Dauer ist.

Sie brauchen weder ein Athlet noch ein Potenzwunder zu sein und es genügt auch nicht, ein paar Tricks zu lernen. Darum sind so viele Sex-Handbücher wertlos, in denen nur die sexuellen Techniken und nicht Menschen im Zentrum stehen. Experimente mit Techniken und Positionen sind keine Garantie dafür, dass Sie als Partner besser oder geschickter werden. Gute Partner wissen, wie wichtig Nähe und Fürsorge sind; sie wollen Liebe und Lust schenken und sich dem anderen ganz hingeben.

Durch Intimität und Vertrauen lernen sie, was den geliebten Menschen glücklich macht. Das setzt eine liebevolle, feste Beziehung voraus, an der beide Partner arbeiten.

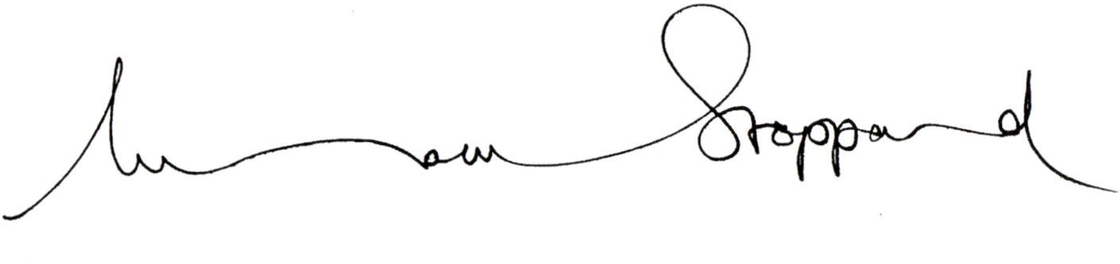

KAPITEL 1

DIE BEIDEN GESCHLECHTER

Viele Männer und Frauen gehen erfolgreich auf sexuelle Entdeckungsreisen und werden dabei von sympathischen Partnern unterstützt, die offen über ihre sexuellen Bedürfnisse reden, die bereit sind, selbst aktiv zu werden und zu experimentieren, die ihren Körper verstehen und sich mit ihrer Sexualität wohl fühlen. Für viele andere ist Sex dagegen immer noch etwas, „was man eben tut". Sie haben vergessen oder nie gewusst, wie viel Freude es macht, Liebe zu schenken und zu empfangen. Praktische Informationen über die männlichen und weiblichen Geschlechtsorgane und deren Funktion können helfen, Unwissenheit zu beseitigen und die sexuelle Begegnung zum Höhepunkt der Intimität zu machen.

DIE SEXUELLE ENTWICKLUNG

Die Erkenntnisse der Wissenschaft überzeugten mich, dass Männer und Frauen sich anatomisch ähnlicher sind als die beiden Geschlechter der meisten Tierarten. Zwei willkürlich ausgewählte Männer oder Frauen unterscheiden sich wahrscheinlich deutlicher voneinander als ein durchschnittliches Paar, was Statur, Größe und Figur betrifft. Besonders auffällig sind die unterschiedlichen Fortpflanzungsorgane des Mannes und der Frau sowie die Veränderungen während der Entwicklungs- und Reifezeit.

VOM JUNGEN ZUM MANN

Die typischen Veränderungen, die ein Junge durchmacht, der zum Mann heranreift, beginnen im frühen Teenageralter oder in den Jahren davor und sind abgeschlossen, wenn er 14 bis 18 Jahre alt ist. Diese Veränderungen – der Junge wird größer und muskulöser, die Schultern werden breiter, die Geschlechtsorgane entwickeln sich und Haare wachsen an den Genitalien, in den Achselhöhlen, im Gesicht, auf der Brust sowie an Armen und Beinen – werden vor allem vom männlichen Hormon Testosteron ausgelöst. Hinzu kommt der „Stimmbruch", der auf einen vergrößerten Kehlkopf sowie längere und dickere Stimmbänder zurückzuführen ist. Die Stimme wird tiefer und die Aktivität der Schweiß- und Talgdrüsen nimmt zu.

Während der Pubertät nehmen die Hoden ihre Arbeit auf. Erst in den späteren Jahren lässt ihre Funktion ein wenig nach. Im Alter werden etwas weniger Spermien und Androgene gebildet, weil die Hoden leicht degenerieren; aber es gibt keinen abrupten Produktionsstopp, der dem Klimakterium der Frau vergleichbar ist. Der „Durchschnittsmann" ist etwa 173 cm groß und wiegt 74 Kilo. Seine Maße (Brust, Taille und Hüfte) sind 98, 80 und 93 Zentimeter.

VOM MÄDCHEN ZUR FRAU

Gegen Ende der Adoleszenz, meist einige Zeit nach der ersten Menstruation, nimmt der Körper des Mädchens allmählich weibliche Formen an. Die Veränderungen des Mädchens hängen unmittelbar mit der Sekretion der weiblichen Hormone Östrogen und Progesteron zusammen. Sie wird größer, Hüften und Schenkel werden voller, der Körper wird runder und kurviger. Die Brüste beginnen zu schwellen und Haare wachsen in den Achselhöhlen und zwischen den Beinen. Die inneren und äußeren Genitalien vergrößern und entwickeln sich, die Wand der Scheide wird dicker und sondert Sekrete ab.

Der endgültige Körperbau hängt von zwei Faktoren ab: von der Menge der produzierten Hormone und von der Reaktion des Körpers darauf. Etwa im Alter von 45 Jahren stellen die Ovarien allmählich ihre Arbeit ein. Da der Östrogen- und Progesteronspiegel sinkt, hört die Menstruation auf und die Frau wird unfruchtbar. Die Scheidenwand wird dünner, und oft nimmt die Knochenmasse und damit auch die Körpergröße ab. Die „Durchschnittsfrau" ist 158 Zentimeter groß und wiegt 61 Kilo. Ihre Maße (Büste, Taille und Hüfte) sind 90, 75 und 95 Zentimeter.

DER KÖRPER DES MANNES

Skelett Etwa ab dem 2. Lebensjahr wachsen Jungen rund 5 cm jährlich, bis sie etwa 13 oder 14 Jahre alt sind und die Geschlechtsorgane sich entwickeln.

In der Adoleszenz nehmen Größe und Kraft rasch zu. Der pubertäre Wachstumsschub kann einige Jahre dauern und in dieser Zeit werden die meisten Jungen jährlich etwa 9 cm größer. Am Ende dieser Wachstumsphase sind die Knochen härter und brüchiger und haben andere Proportionen. Wenn die Schultern breiter werden, sehen die Hüften schmaler aus – ein Merkmal des erwachsenen Mannes.

Körperhaare Schamhaare erscheinen zu Beginn der Pubertät an der Peniswurzel und nach einer Weile wachsen sie auch auf dem Skrotum, auch Hodensack genannt, und oft auch im Analbereich. Normalerweise bildet die Schambehaarung ein umgekehrtes Dreieck am Unterbauch; aber sie kann auch den Nabel und die Oberschenkel erreichen. Etwa 1 oder 2 Jahre später wachsen Haare in den Achselhöhlen und auf der Oberlippe. Schamhaare sind länger, derber und krauser als die Haare, die von Geburt an vorhanden sind. Sie können heller oder dunkler sein als die Kopfhaare und im Alter grau werden.

Auch an Armen, Ober- und Unterschenkeln wachsen nun Haare, oft auch auf der Brust, auf den Schultern, auf dem Rücken und dem Handrücken. Die Barthaare werden dicker und dunkler, wenn der Mann erwachsen wird. Sie haben nicht unbedingt die gleiche Farbe wie die Kopfhaare.

Die Menge der Körperhaare hängt von rassischen oder ethnischen Faktoren und

DER KÖRPER DER FRAU

Skelett Etwa im Alter von 2 Jahren beginnt ein Mädchen durchschnittlich 5 cm im Jahr zu wachsen. Um das 10. Lebensjahr setzt der Wachstumsschub ein. Jetzt wächst es ungefähr 10 cm oder mehr in einem einzigen Jahr, danach wieder langsamer, bis es etwa 1 bis 3 Jahre nach der ersten Menstruation seine endgültige Größe erreicht. Die Knochen werden länger, wachsen aber nicht alle im gleichen Tempo. Die Arm-, Bein- und Fußknochen wachsen schneller als z. B. die Wirbel, und die Beckenknochen nehmen ihre typische breite Form an.

Körperhaare Das Schamhaar entwickelt sich meist im 11. oder 12. Lebensjahr, kurz nachdem die Brüste zu wachsen beginnen. Schamhaare sind länger, derber, dunkler und krauser als die Haare, die von Geburt an vorhanden sind. Zuerst erscheinen sie an der Vulva; dann breiten sie sich allmählich über den Venushügel und die Labien aus und bilden ein umgekehrtes Dreieck. Bei manchen Frauen wachsen sie bis zum Nabel und über die Oberschenkel.

Die Menge der Schamhaare ist unterschiedlich. Bei manchen Frauen wachsen sie üppig, bei anderen spärlich. Sie können jede Farbe haben und sich in der Farbe von den Kopfhaaren unterscheiden. Im Alter werden die Schamhaare bisweilen grau. Fast zwei Jahre nach dem Erscheinen der Schambehaarung wachsen auch Haare in den Achselhöhlen.

Muskeln und Fett Fettpolster bilden sich allmählich an den Brüsten, Hüften, Oberschenkeln und am Po, wenn ein Mädchen etwa 9 oder 10 Jahre alt ist. Mit 15 oder 17 Jahren hat es noch mehr Fett an denselben Stellen. Die Hüften

DER KÖRPER DES MANNES

von den Erbanlagen ab. Europäer haben meist mehr Körperhaare als Asiaten oder Afrikaner und in manchen Familien sind die Männer stark behaart.

Muskeln Oberschenkel, Waden, Schultern und Oberarme werden in der Adoleszenz allmählich breiter und die Kraft nimmt zu. Die Muskelmasse des erwachsenen Mannes ist vierzigmal größer als bei seiner Geburt. Die Kraft hängt vor allem von der Körpergröße ab und die Muskeln machen 40 Prozent des gesamten Körpergewichts aus.

Genitalien Die Hoden wachsen bis zum Alter von 10 oder 11 Jahren sehr langsam. Danach beschleunigt sich die Entwicklung der äußeren Genitalien beträchtlich. Beim Erwachsenen sind die Hoden meist 3,8 cm lang und haben ein Volumen von 16 bis 27 ml. Ein Hoden, meist der linke, hängt tiefer als der andere, damit sie einander beim Gehen nicht quetschen. Bei den meisten Männern haben die Hoden die gleiche Größe. Der Hodensack hat eine dunklere Farbe als die übrige Haut.

Der Penis verändert sich erst nach den Hoden. Während des Wachstumsschubs wird er länger und breiter und die Glans oder Eichel entwickelt sich deutlicher. Der Penis eines erwachsenen Mannes ist in schlaffem Zustand meist 7,5 bis 10 cm lang.

Unter bestimmten Bedingungen, zum Beispiel beim Kontakt mit kaltem Wasser, bei kaltem Wetter oder wenn der Mann Angst hat oder müde ist, kann der Penis ein wenig schrumpfen. Im Alter wird er möglicherweise auf Dauer etwas kleiner.

DER KÖRPER DER FRAU

runden sich, die Taille wird ausgeprägter. Manchmal, wenn das Mädchen zu schnell wächst, treten Dehnungsmale auf, feine purpurne oder weiße Linien auf der Haut.

Genitalien Die Genitalien des Mannes sind gut sichtbar und greifbar, die der Frau sind nicht so leicht zugänglich und außerdem komplexer und zahlreicher. Wie die anderen Körperteile sind auch Größe, Form, Farbe und Beschaffenheit der Geschlechtsorgane bei jeder Frau anders (siehe auch S. 14).

Brüste Die Brüste sind ein Symbol der Weiblichkeit und ein Teil des Körperbildes. Ihre Hauptaufgabe ist das Säugen eines Kleinkindes; aber in unserer Gesellschaft ist ihre Rolle als erogene Zone, Hauptthema der Mode und Maß für die weibliche Schönheit oft viel wichtiger.

Die Brüste sind modifizierte Schweißdrüsen. Auch sie sehen bei jeder Frau anders aus und verändern sich während des Menstruationszyklus, in der Schwangerschaft und während des Stillens. Sehr häufig ist eine Brust größer als die andere.

Der Hautring in der Mitte der Brust heißt Areola; in seinem Zentrum sitzt die Brustwarze. Beide können jede Farbe zwischen Hellrosa und Schwarzbraun haben.

Die Geschlechtsorgane

Zweifellos sind Sie ein besserer Liebespartner, wenn Sie mit der Anatomie der Genitalien vertraut sind. Sie können dem Partner die größte Lust schenken, wenn Sie wissen, welche Körperteile am empfindlichsten auf Berührungen reagieren und Ihnen bewusst ist, dass Ihr Partner ein Individuum mit bestimmten körperlichen Vorlieben ist. Beides macht Ihre sexuelle Begegnung viel befriedigender.

Ihre Genitalien sind einzigartig

Männern fällt es oft leichter, ihre Geschlechtsorgane zu verstehen, weil diese sich gut sichtbar außen am Körper befinden. Mit der weiblichen Anatomie kennen sich beide, sowohl Männer als auch Frauen, weniger gut aus, da viele wichtige Organe schlecht sichtbar und unzugänglich im Körper verborgen sind.

So wie die anderen Körperteile können auch die Genitalien des Mannes und der Frau individuell verschiedene Formen und unterschiedliche Größen haben. Das bedeutet, dass einige Frauen eine ungewöhnlich große oder kleine Vagina haben, so wie es Männer mit einem ungewöhnlich kleinen oder großen Penis gibt. Frauen sind jedoch nur selten unzufrieden mit der Form oder Größe ihrer äußeren Geschlechtsorgane – vielleicht auch deshalb, weil sie kaum jemals Vergleiche anstellen. Dagegen sind die weitaus meisten Männer mit ihren Genitalien nicht zufrieden und viele glauben, ein kleines oder durchschnittliches Glied mindere ihren sexuellen Wert.

Zum Glück ist es vielen Frauen völlig gleichgültig, wie groß der Penis ihres Partners ist. Manche empfinden sogar ein körperliches Unbehagen, wenn das Glied groß ist – beim oralen Sex ist ein kleiner Penis beispielsweise angenehmer. Außerdem werden die Lustgefühle der Frau bei Sex hauptsächlich von der Klitoris und von den Nerven im ersten Teil der Scheide ausgelöst, sodass die Länge des Penis unwichtig ist. Nicht die Größe des Gliedes, sondern das Geschick und die Geduld des Mannes verschaffen der Partnerin Befriedigung.

Viele Frauen hadern allerdings mit ihren Brüsten und möglicherweise ist die Perspektive der Grund dafür, dass beide Geschlechter mit ihrer sichtbaren Anatomie Probleme haben: Sie sehen den Penis und die Brüste normalerweise von oben. Wichtig ist jedoch nur, dass Sie auf Ihre Einzigartigkeit stolz sind und sich keine Gedanken darüber machen, wie Ihre Genitalien im Vergleich mit anderen aussehen, solange sie normal funktionieren.

DIE GESCHLECHTSORGANE DES MANNES

DER PENIS

Über kein anderes Organ wird soviel Unsinn verbreitet wie über den Penis. Seit undenklichen Zeiten wird er in Kunst, Literatur und Mythologie gepriesen, beschimpft und missverstanden.
Diese phallischen Irrtümer sind in unserer Kultur fest verwurzelt und beeinflussen unsere Einstellung und unser Verhalten.

Der Penis hat zwei Aufgaben: Er befördert Urin aus dem Körper und Sperma in die Scheide der Frau. Was ihm zu einem mythischen Status verholfen hat, ist jedoch seine Rolle beim Orgasmus.

Der durchschnittliche Penis misst in schlaffem Zustand 9,5 cm. Er besteht aus drei Schwellkörpern, von denen der untere sich zur Eichel erweitert. Durch die Mitte dieses Schwellkörpers verläuft die Harnröhre, eine enge Röhre, die Samen oder Urin durch eine Öffnung an der Spitze der Eichel hinausbefördert. Während der Ejakulation und einige Minuten danach wird die Harnröhre zusammengedrückt, sodass der Mann nicht urinieren kann.

Der Penis ist von Muskeln bedeckt und üppig mit Blutgefäßen und Blutkammern ausgestattet. Letztere sind leer, wenn das Glied schlaff ist, sie füllen und dehnen sich jedoch bei der Erektion.

Die erweiterte Eichel hebt sich vom Schaft des Penis ab. Die Haut des Schaftes bildet die Vorhaut und bedeckt die Eichel. An der unteren Seite verbindet das Frenulum die Vorhaut mit der Eichel. Bei vielen Männern ist dieses Bändchen der empfindlichste Körperteil und es versetzt sie schnell in Erregung, wenn es stimuliert wird.

Bei der Geburt ist die Vorhaut mit der Eichel verbunden; sie löst sich erst in den folgenden Jahren. Es kann sein, dass die Vorhaut durch Beschneidung entfernt wurde. Die Behauptung, ein nicht beschnittener Mann könne seine Ejakulation besser steuern als ein beschnittener, ist falsch. Die beschnittene Eichel ist nämlich nicht empfindlicher als jene, die meist von einer Vorhaut bedeckt ist, und beim Sex wird die Vorhaut ohnehin zurückgeschoben.

Der Penis hat eine dünne, dehnbare Haut ohne Fett, die locker mit dem darunterliegenden Gewebe verbunden ist. Das Glied ist gut mit Sinnesnerven und Nerven des autonomen (vegetativen) Nervensystems ausgestattet.

DIE ERKTION

Wenn ein Mann sexuell erregt ist, schwillt der Penis normalerweise um 7 bis 8 cm an und wird steif. Das kann ein paar Sekunden dauern und ist auf einen viel größeren Blutzufluss zurückzuführen. Die Schwellkörper füllen sich mit Blut, das von den geschwollenen Arterien daran gehindert wird, in die Venen zu fließen. Darum hält die Erektion bis zur Ejakulation an.

Die weit verbreitete Ansicht, ein großer Penis mache den Mann zu einem besseren Sexualpartner, ist ebenso ein Irrtum wie die Behauptung, ein großer Penis schwelle bei der Erektion besonders stark an. Masters und Johnson, zwei Sexualforscher, haben nachgewiesen, dass ein Penis, der im schlaffen Zustand 7,5 bis 9 cm lang ist, während der Erektion durchschnittlich um 7,5 bis 8 cm zunimmt. Ist das Glied im schlaffen Zustand 10 bis 11,5 cm lang, schwillt es durchschnittlich nur um 7 bis 7,5 cm an.

DAS SKROTUM

Das Skrotum ist ein Hautsack unterhalb der Peniswurzel, der die Hoden enthält. Eine Wand aus Bindegewebe trennt ihn in zwei Teile. Diese Teilung ist auch außen am Skrotum als Rille erkennbar. Das Skrotum hat eine dunkle, dünne Haut mit vielen Talgdrüsen und wenig Haaren. Unter der Haut liegt ein glatter Muskel, der sich bei Kälte oder starker Anstrengung zusammenzieht, wodurch das Skrotum kleiner und runzliger wird.

DIE HODEN

Die Hoden oder Testes sind glatte, ovale, an den Seiten abgeflachte Gebilde. Der linke Hoden kann etwas tiefer hängen als der rechte. Jeder Hoden hat vier Hüllen, die den Schichten der Bauchwand entsprechen; sie erweitern sich zum Hodensack, wenn die Hoden kurz vor der Geburt den Bauch verlassen. Kleine Muskeln regulieren die Höhe der Hoden, deren Position durch sexuelle Erregung, Gefühle und die Außentemperatur beeinflusst wird. Spermazellen können sich nur dann normal entwickeln, wenn die Temperatur um 2 bis 3 Grad niedriger ist als im Körperinneren; darum liegen die Hoden außen.

Die Hoden produzieren Sperma und männliche Hormone (Androgene), vor allem Testosteron. Die reifen Samenzellen wandern durch eine dünne Röhre in die Nebenhoden – kommaförmige Gebilde am hinteren Teil der Hoden –, wo sie gespeichert werden.

Der Samenleiter befördert das Sperma ins Becken, wo er sich an der hinteren Seite der Harnblase mit der Bläschendrüse vereinigt und mit ihr den Ductus ejaculatorius bildet, der die Prostata durchquert und in dieser Drüse in die Harnröhre mündet. Jedes Samenbläschen enthält eine klebrige Flüssigkeit, welche die Samenzellen ernährt und das Ejakulat bildet.

DIE PROSTATA

Die Prostata ist eine faserige, muskulöse Drüse mit der Form einer Kastanie. Ihre Sekrete bilden einen Teil der Samenflüssigkeit. Sie steckt in einer Kapsel aus Bindegewebe und sitzt knapp unterhalb des Halses der Harnblase. Die Harnröhre durchquert die Prostata in der Mitte. Wenn diese Drüse sich vergrößert, wird die Harnröhre enger und die Folge sind Probleme beim Wasserlassen (bei Männern über 55 Jahren nicht selten).

Jenseits der Prostata befinden sich zwei Drüsen, die ebenfalls Sekrete zur Samenflüssigkeit beisteuern.

Die Geschlechtsorgane der Frau

Die Vulva

Die äußeren Genitalien der Frau werden Vulva genannt. Das ist eine sehr erotische, empfindliche Körperpartie, die darüber hinaus auch die Öffnungen der Scheide und der Harnröhre schützt. Das Fettgewebe und die Haut, die sich vorne an der Vulva befinden, bilden den Schamhügel oder Venushügel an der Vereinigung der Beckenknochen. Er dient beim Geschlechtsverkehr als Polster und ist nach der Pubertät behaart.

Die großen Schamlippen, auch Labia majora genannt, beginnen oberhalb des Anus und vereinigen sich vor dem Venushügel. Diese „Lippen" liegen meist aneinander und verdecken so die anderen äußeren Genitalien. Sie bestehen aus Binde- und Fettgewebe und enthalten Haarfollikel sowie Talg- und Schweißdrüsen. Letztere scheiden auch sexuelle Duftstoffe aus.

Die kleinen Schamlippen oder Labia minora sind Hautfalten zwischen den Labia majora. Sie besitzen viele Drüsen, die mit ihrem Talg die Haut schlüpfrig machen und, zusammen mit den Sekreten der Vagina und der Schweißdrüsen, einen wasserdichten Mantel bilden, der vor Urin, Bakterien und Menstruationsblut schützt.

Größe und Form dieser Labien variieren beträchtlich und wie bei den Labia majora ist eine von ihnen meist größer als die andere. Sie können hinter den großen Schamlippen verborgen sein oder daraus hervorragen. Während der sexuellen Erregung schwellen sie an – manchmal um das Zwei- bis Dreifache – und wechseln die Farbe.

Die Klitoris

Die Klitoris, das empfindlichste Organ der Vulva, ist sozusagen das weibliche Gegenstück zum männlichen Penis und besitzt die gleichen Teile, wenn auch en miniature. In anatomischer und physiologischer Hinsicht ist die Klitoris einzigartig. Der Mann besitzt kein Organ, das nur dazu dient, Sinnesreize zu empfangen und weiterzuleiten, um die sexuelle Erregung in Gang zu bringen oder zu verstärken.

Die Klitoris ist 2 bis 3 cm lang. Ihre Spitze ist von einer empfindlichen Schleimhaut bedeckt, die viele Nervenrezeptoren enthält. Beim Sex wird die Klitoris doppelt so groß und richtet sich auf wie ein Penis. Ihre Länge, einschließlich Schaft und Eichel, variiert beträchtlich, je nachdem, wie stark das Wachstum in der Pubertät von Hormonen angeregt wurde.

Das Hymen

Beim Kind schützt diese dünne Membran die Öffnung der Scheide. Normalerweise hat sie ein Loch, sodass das Menstruationsblut abfließen kann.

Dicke und Stärke des Hymens, auch Jungfernhäutchen genannt, sind von Frau zu Frau unterschiedlich. In seltenen Fällen ist das Häutchen so stark, dass der Geschlechtsverkehr dadurch erschwert wird; dann muss man es unter lokaler Betäubung entfernen. Meist wird es schon in der Kindheit zerrissen, etwa beim Radfahren oder Reiten oder durch Tampons. Selbst wenn es intakt ist, ist der erste Sex kaum jemals so schmerzhaft, wie in Legenden behauptet wird.

Die Vagina

Die Vagina oder Scheide ist mehr als eine Körperhöhle. Sie ist ein etwa 8 cm langer Schlauch aus Binde- und Muskelgewebe und derart flexibel, dass jede normale Vagina sich mühelos an jeden Penis anpassen kann. Nur wenn der Penis eindringt, bevor die Scheide sich gedehnt hat, kann es Schwierigkeiten geben; aber sie erweitert sich so schnell, dass der Penis, unabhängig von seiner Größe, nach wenigen Stößen eindringen kann.

Wenn die Erregung zunimmt, wird die Scheide meist zu groß, sodass das vaginale Lustgefühl ein wenig nachlässt.

Das Innere der Vagina

Man kann die Scheide in einen vorderen, hinteren und seitlichen Bereich einteilen. Der Gebärmutterhals, auch Zervix genannt, mündet durch den oberen Teil der vorderen Scheidenwand in die Höhle. Dies ist der Grund, warum diese vordere Wand kürzer als die hintere und das hintere Gewölbe viel tiefer als das vordere ist. Das erleichtert es den Spermien, in den Gebärmutterhals zu gelangen; denn wenn die Frau auf dem Rücken liegt, ist der Gebärmutterhals nicht nur den Samenzellen zugänglich, sondern wird vom Ejakulat, das im hinteren Gewölbe eine Pfütze bildet, benetzt. Beim Sex fängt dieses hintere Gewölbe die Stöße des Penis ab und schützt dadurch den Gebärmutterhals.

Die Schleimhaut der Scheide ist dick und faltig. Ihre Zellen enthalten Glykogen. Bakterien, die in der Scheide von diesem Zucker leben, produzieren Milchsäure, die das Scheidensekret leicht sauer macht. Das ist notwendig, damit die Vagina gesund bleibt und schädliche Bakterien sich nicht ausbreiten können. Wird dieses bakterielle Scheidenmilieu gestört – z. B. durch eine Scheidenspülung –, können Entzündungen, Ausfluss und Allergien die Folge sein.

Die Schleimhaut der Vagina enthält keine Drüsen; aber die Scheide befeuchtet sich selbst mit einer Art Schweiß, wenn die Frau sexuell erregt ist. Normalerweise bildet dieser Schweiß mit abschilfernden Zellen und dem Schleim vom Gebärmutterhals einen farb- und geruchlosen Ausfluss.

Am Dach der Scheide, hinter dem Schambein, soll sich ein Gewebe befinden, das bei Stimulation einen ganz speziellen Orgasmus auslöst. Auf diesen „G-Punkt" gehe ich auf Seite 24 genauer ein.

Die grossen Drüsen im Scheidenvorhof und die Harnröhre

Die Scheidenvorhofdrüsen, Bartholin-Drüsen genannt, befinden sich etwas seitlich hinter der Vagina. Die Gänge der Drüsen münden im Winkel zwischen den Labia minora und dem Ring des Hymens; sie machen die Scheidenöffnung und das Innere der Vulva glitschig.

Die Harnröhre ist in die untere Hälfte der vorderen Scheidenwand eingebettet. Eine Verletzung dieser Wand kann daher zu einer Entzündung der Harnröhre und sogar der Harnblase führen. Das mittlere Drittel der hinteren Scheidenwand ist dem Mastdarm nahe und die Muskeln des Beckenbodens verschmelzen mit den Seiten der Vagina in deren Mittelteil – das ist der wichtigste, da stark stützende Teil der vaginalen Struktur.

Die sexuelle Reaktion

Wenn Sie Ihren Körper kennen, wissen Sie, dass die sexuelle Reaktion mehrere Phasen hat – Verlangen, Erregung, Höhepunkt und Entspannung – und dass dabei körperliche Veränderungen eintreten. Weniger bekannt ist, dass diese Phasen bei Männern und Frauen zwar die gleiche Reihenfolge haben und im Wesentlichen gleich erlebt werden, sich aber in wichtigen

Die sexuelle Reaktion der Frau

Bei einer erregten Frau sind verschiedene körperliche Veränderung zu beobachten: Sie atmet schneller, der Puls beschleunigt sich, die Lippen werden rosa, die Pupillen erweitern sich und die Brustwarzen werden steif. Schließlich rötet sich die Haut, sie beginnt zu schwitzen und die Brüste schwellen an.

Die Vagina wird feucht

Die erste Reaktion auf eine sexuelle Stimulation – die unweigerlich mit einer Berührung beginnt – ist die Befeuchtung der Scheide nach 10 bis 30 Sekunden. Die Scheidenwand sondert schleimige Tröpfchen ab, eine Art Schweiß. Die sexuelle Reaktion der Frau wird zwar hauptsächlich von der Klitoris ausgelöst, doch diese reagiert nicht annähernd so schnell wie der Penis.

Wenn die Erregung zunimmt, bilden die Tropfen einen glatten, glitschigen Mantel auf der Scheidenwand, sodass der Penis sehr leicht eindringen kann. Dieser Schleim kann sehr reichlich fließen und man glaubt, dass die viel intensivere Durchblutung, die mit der Erregung einhergeht, die Ursache ist, da eine andere bislang nicht entdeckt wurde. Mit Hormonen hat diese Reaktion nichts zu tun, weil sie auch bei Frauen ohne Gebärmutter vorkommt.

Die Klitoris reagiert

Wie schnell die Klitoris reagiert, hängt davon ab, ob sie direkt oder indirekt stimuliert wird. Am wirksamsten ist eine unmittelbare Stimulation des Klitorisschafts oder des Venushügels. Eine indirekte Stimulation, zum Beispiel die Berührung anderer erogener Zonen wie der Brüste oder der Scheide, löst eine deutliche, aber langsamere Reaktion aus.

Die Berührung – mit den Fingern, dem Mund oder dem Penis – ist die einzige direkte Stimulation und die meisten Frauen kommen nur durch Berührung und Penetration zum Orgasmus. Beim Sex wird die Klitoris zwar nicht unmittelbar stimuliert, sodass die Bewegung des Penis oft nicht genügt, um einen Orgasmus auszulösen; aber ihre indirekte Stimulation führt dazu, dass der Schaft nach unten gedrückt und die Eichel entblößt wird.

Die Vagina verändert sich

Wenn die Erregung zunimmt, bereitet die Vagina sich auf das Eindringen des Penis vor. Die inneren zwei Drittel werden länger und weiter und bei sehr erregten Frauen ist diese Dehnung sehr ausgeprägt. Gebärmutter und Gebärmutterhals werden nach hinten und nach oben ins Becken gezogen, sodass das obere Ende der Scheide sich noch mehr öffnet.

Punkten unterscheiden. Frauen reagieren meist auf andere Reize und brauchen dafür mehr Zeit. Ihre Erregung hält jedoch länger an und lässt sich leichter neu entfachen. Die Erregung kann abklingen, wenn einer der Partner abgelenkt wird.

Verlangen beginnt im Gehirn, dessen Signale an den Körper bestimmte Reaktionen auslösen. Längere Erregung führt zum Orgasmus; danach entspannen sich die Muskeln und das Blut fließt aus der Beckenregion ab.

Gleichzeitig ändert die Scheidenwand ihre Farbe. Normalerweise ist sie rosa; nun färbt das reichlicher fließende Blut sie purpurn.

Vor dem Orgasmus ist die Vagina so gedehnt, dass sie keine Falten mehr hat und die Haut dünn wird. In der Plateauphase schwillt das äußere Drittel der Scheide an, bisweilen so stark, dass ihr unterer Teil sich um mindestens ein Drittel verkürzt.

Dank der besseren Durchblutung schwellen auch die kleinen und großen Schamlippen an; sie trennen sich, treten hervor und entfalten sich.

Der Orgasmus

Es ist nie gelungen, die Klitoris beim Orgasmus zu untersuchen, weil sie sich unter die Labia minora zurückzieht. Die Veränderungen in der Vagina sind viel leichter zu erforschen. Das äußere Drittel zieht sich beim Orgasmus regelmäßig zusammen, meist drei- bis fünfmal, mitunter zehn- bis fünfzehnmal alle 0,8 Sekunden. Nach den ersten 3 bis 6 Kontraktionen wird das Intervall länger. Jede Kontraktion ist äußerst lustvoll; doch mit ihrer Intensität nimmt auch das Lustgefühl ab.

Dauer und Stärke der orgasmischen Kontraktionen sowie der Abstand zwischen ihnen sind bei jeder Frau und bei jedem Orgasmus verschieden. Manchmal beginnt der Orgasmus schon nach einer einzigen, heftigen Kontraktion, die 2 bis 4 Sekunden dauert; dann folgen die normalen Kontraktionen, die weniger als eine Sekunde anhalten.

Während des Orgasmus ziehen sich auch die Muskeln der Gebärmutter zusammen, die Gewölbe weiten sich und bilden ein Zelt, um das Sperma zu empfangen.

Die Rückkehr zur Normalität

Nach dem Orgasmus können 10 bis 15 Minuten vergehen, bis die Vagina wieder ihre normale Farbe annimmt und faltig wird. Die Klitoris hat 5 bis 10 Sekunden nach der letzten orgasmischen Kontraktion wieder ihre normale Form und die Labia minora verlieren ebenso schnell ihre dunklere Farbe.

Das Abschwellen der Klitoriseichel kann 5 bis 10 Minuten dauern, manchmal 30 Minuten. Wird der Orgasmus nicht erreicht, bleibt die Klitoris nach dem Sex mitunter stundenlang geschwollen.

DIE SEXUELLE REAKTION DES MANNES

Wie bei der Frau beschränken sich die Reaktionen eines erregten Mannes nicht auf seine Geschlechtsorgane. Die Erregung beginnt im Gehirn, ausgelöst von einem realen oder vorgestellten Reiz. Vor allem visuelle Reize erregen den Mann: Kleider und Make-up sowie der nackte oder halb bekleidete weibliche Körper, aber auch Gegenstände oder Umstände, die ihn an frühere Erlebnisse erinnern. Selbst ohne körperlichen Kontakt gerät der Mann oft und rasch in Erregung.

DIE EREKTION

Signale vom Gehirn wandern durch das Rückenmark zu den Genitalien und sorgen dafür, dass kein Blut mehr aus dem Penis abfließt. Die Folge ist eine Erektion. Das normalerweise schlaffe Glied richtet sich auf, färbt sich dunkler und pulsiert; die Adern treten hervor.

Wenn ein Mann genau auf die Art und Intensität der Stimulation achtet, kann er die Erektion lange aufrechterhalten oder, wenn sie zwischendurch schwächer wird, viele Male wiedererlangen.

Jede Ablenkung, zum Beispiel ein plötzliches lautes Geräusch, kann dazu führen, dass die Erektion ganz oder teilweise zurückgeht, selbst wenn die Stimulation fortgesetzt wird.

KÖRPERLICHE VERÄNDERUNGEN

Die erhöhte Blutzufuhr bewirkt nicht nur die Erektion, sondern bei etwa einem Viertel der Männer auch eine Rötung der Haut, die am Unterbauch beginnt und sich über die Brust, den Hals und das Gesicht ausbreitet, manchmal bis zu den Schultern, Unterarmen und Oberschenkeln. Das sieht mitunter aus wie Masern und ist immer ein Zeichen für eine starke Erregung. Nach der Ejakulation verschwindet diese Rötung rasch.

Auch die Brust eines Mannes reagiert auf sexuelle Stimulation. Häufig schwellen die Brustwarzen selbst ohne Berührung an und bleiben nach dem Orgasmus noch eine Stunde steif. Viele Frauen wissen nicht, dass die Brustwarzen und sogar die Brust eines Mannes bei ausreichender Stimulation zu einer erogenen Zone werden können.

Der Puls und die Atmung des Mannes beschleunigen sich während der Erregung und der Blutdruck steigt. Das Skrotum wird dicker und die Hoden werden nach oben gezogen. Viele Männer schwitzen sofort nach der Ejakulation, wobei die körperliche Anstrengung nicht die entscheidende Rolle spielt. Meist beschränkt sich der Schweiß auf die Fußsohlen und die Handflächen, er kann aber auch am Rumpf, im Gesicht und am Hals auftreten.

VOR DEM ORGASMUS

Kurz vor dem Orgasmus hat der Mann das Gefühl, dass die Ejakulation unvermeidlich ist. In den Augenblicken danach – es sind höchstens 2 bis 3 Sekunden – ist er außerstande, die Ejakulation zu verhindern oder zu verzögern. Er hat sich nicht mehr im Griff. Dieser Eindruck der Unvermeidlichkeit entsteht, wenn das Sperma sich kurz vor der eigentlichen Ejakulation innerhalb der Prostata in der Harnröhre ansammelt.

Während äußere Einflüsse den Orgasmus einer Frau unterbrechen können, lässt der Orgasmus des Mannes, wenn er einmal begonnen hat, sich nicht mehr aufhalten.

Kurz vor der Ejakulation kann die Eichel dunkler werden (das erinnert an die Verfärbung der Labia minora vor dem Orgasmus), und manchmal sickert ein Tropfen Flüssigkeit aus der Öffnung der Harnröhre. Das ist kein Sperma, sondern ein Sekret der Cowperschen-Drüsen. Die Hoden schwellen leicht an und werden hochgezogen. An diesem Punkt ist es für den Penis schwierig, ohne Ejakulation zu erschlaffen.

Im Endstadium der sexuellen Erregung verkrampfen sich die Muskeln.

Zu Krämpfen in den Händen und Füßen kommt es meist nur, wenn der Mann auf dem Rücken liegt.

Der Orgasmus

Regelmäßige Kontraktionen der Harnröhre und der tiefen Muskeln des Penis führen unweigerlich zur Ejakulation und zum Lustgefühl während des Orgasmus. Die gesamte Harnröhre im Penis zieht sich rhythmisch zusammen und quetscht die Samenflüssigkeit aus dem Penis. Während der Ejakulation kontrahiert auch der Schließmuskel des Anus.

Die Kontraktionen des Penis gleichen denen der Vagina. Sie erfolgen anfangs im Abstand von 0,8 Sekunden und werden nach drei oder vier heftigen Entladungen rasch schwächer und spärlicher. Danach können leichte, unregelmäßige Kontraktionen der Harnröhre noch ein wenig Sperma ausstoßen.

Hatte ein Mann mehrere Tage lang keinen Geschlechtsverkehr, ejakuliert er meist mehr Sperma, als wenn er sexuell aktiver war. Eine größere Menge kann stärkere Lustgefühle auslösen und das erklärt, warum ein Mann den Orgasmus nach längerer Abstinenz oft intensiver erlebt. Frauen genießen meist den zweiten oder dritten Orgasmus mehr als den ersten.

Der Orgasmus und die Ejakulation sind zwei verschiedene Vorgänge, die nicht gleichzeitig ablaufen müssen. Zum Orgasmus gehören das plötzliche Lustgefühl und die Entspannung im Bereich der Genitalien und des ganzen Körpers. Die Ejakulation ist das Ausstoßen von Samenflüssigkeit. Ein Mann kann nach einer sexuellen Stimulation ejakulieren, ohne einen Orgasmus zu haben. Seltener ist ein Orgasmus ohne Ejakulation. Die meisten Männer mit mehrfachen Orgasmen ejakulieren nur einmal.

Gewöhnlich erschlafft der Penis nach dem Sex und kann einige Zeit danach nicht mehr erigieren, vor allem wenn der Mann das Glied sofort nach der Ejakulation aus der Scheide zieht. Sobald der Penis seine normale Größe angenommen hat, entspannt sich der Mann und wird sehr oft schläfrig.

DER ORGASMUS

Der Orgasmus, der Höhepunkt der Lust für Frau und Mann, ist eine einzigartige Erfahrung. Bei Männern hängt er fast ausschließlich davon ab, ob der Penis genügend stimuliert wird – mit dem Händen, mit dem Mund oder von der Scheidenwand. Meist wird der Orgasmus von einer Ejakulation begleitet.

Bei Frauen lösen die Stimulation der Klitoris und die Bewegung des Penis in der Vagina den Orgasmus aus. Sie können ihn aber auch durch manuelle oder orale Stimulation der Klitoris, der Scheide oder des „G-Punktes“ erreichen. Bei etwa einer von zehn Frauen scheidet die Harnröhre während des Orgasmus ein Sekret aus, das vermutlich aus den Skene-Drüsen seitlich der Harnröhre stammt, da es weder Urin noch vaginaler Schleim ist.

Vieles kann den Orgasmus beeinflussen: Stimmung, Energie oder Müdigkeit, das gegenseitige Vertrauen, wichtige Ereignisse im Leben. Und nicht jede sexuelle Begegnung muss oder sollte mit einem Orgasmus enden. Manchmal ist der Orgasmus der natürliche Abschluss, ein anderes Mal müssen die Liebenden „daran arbeiten“.

DER ORGASMUS DES MANNES

Körperliche Reaktionen Wenn die angeschwollenen Geschlechtsdrüsen ihre Sekrete in den Teil der Harnröhre spritzen, der die ebenfalls größer werdende Prostata durchquert, lösen sie Lustgefühle aus. Vier oder fünf Kontraktionen im Abstand von 0,8 Sekunden ejakulieren die Samenflüssigkeit.

Manche Männer reagieren beim Orgasmus überaus heftig – sie stöhnen, verzerren das Gesicht und jagen der Partnerin bisweilen sogar Angst ein. Andere Männer bleiben ruhig, sodass die Partnerin sich fragt, ob sie überhaupt „gekommen sind“. Die Reaktionen der meisten Männern liegen wohl zwischen diesen Extremen.

DER ORGASMUS DER FRAU

Körperliche Reaktionen Wie lange die orgasmischen Kontraktionen dauern, wie heftig sie sind und welchen Abstand sie haben, ist individuell verschieden. Manche Frauen erleben einen Höhepunkt der Lust, dem ein steiler Absturz folgt, bei anderen ist der Orgasmus lang, warm und aufwühlend. Manchmal folgen dem Höhepunkt mehrere lustvolle Plateaus.

Es kann sein, dass die Frau beim Orgasmus sich krümmt, die Muskeln anspannt und das Gesicht verzieht.

Vielleicht kreischt sie oder beißt sich auf die Lippen. Manche Frauen bleiben dagegen still und bewegen unwillkürlich die Hüften. Die Muskeln im Genitalbe-

DER ORGASMUS DES MANNES

Arten Es ist wenig bekannt, dass auch Männer verschiedene Arten von Orgasmen und Ejakulationen kennen – und keine ist „falsch“ oder „richtig“.

Eine heftige Ejakulation ist oft die Hauptquelle der Lust. Es kann aber auch sein, dass der Orgasmus lange dauert und die Ejakulation beinahe stört. Manchmal hält der Orgasmus noch lange nach der Ejakulation an, oder er besteht wie bei der Frau aus mehreren kleinen Orgasmen, die bis zur Ejakulation dicht aufeinanderfolgen.

Mehrfache Orgasmen Nach einem intensiven Orgasmus lösen weitere Stimulationen bei den meisten Männern keine Erektion mehr aus. Viele Männer unter 30 Jahren können jedoch häufig und mit kurzen Ruhepausen ejakulieren; andere können lernen, die sexuelle Begegnung zu verlängern und vor dem Höhepunkt mehrere Miniorgasmen zu erleben.

Nach dem Orgasmus spiegelt die emotionale Reaktion des Mannes in der Regel die Beziehung zur Partnerin wider.

Eine liebevolle Beziehung löst ein Gefühl der Befriedigung und des Glücks aus, während ein Mangel an Intimität und Verständnis zu Traurigkeit, Depression und einem Gefühl der Leere führen kann. Die meisten Männer sind nach dem Orgasmus auch psychisch erschöpft und viele schlafen ein.

DER ORGASMUS DER FRAU

reich kontrahieren und entspannen sich nach dem Orgasmus.

Arten Masters und Johnson, zwei Sexualforscher, beharrten darauf, dass der Orgasmus der Frau von der Klitoris ausgelöst wird und nicht in der Vagina. Viele Frauen kennen jedoch eine Art von Orgasmus, der zwar in der Klitoris beginnt, sich aber in der Scheide fortsetzt und noch intensivere Lustgefühle auslöst.

Die Ursache dieses Orgasmus soll eine Stimulation des „G-Punktes“ sein (siehe S. 24). Es handelt sich angeblich um eine tiefe, starke, anhaltende Empfindung, die mit Kontraktionen der Vagina, der Gebärmutter und der Beckenorgane einhergeht. Frauen berichten, dass ein solcher Orgasmus sie ihrem Partner näher bringt als jeder andere.

Mehrfache Orgasmen Weitaus mehr Frauen als Männer haben beim Geschlechtsverkehr mehrere Orgasmen. Wenn ein Mann seinen Orgasmus hinauszögert oder ganz darauf verzichtet, kann er den Koitus verlängern und der Partnerin zu mehreren Orgasmen verhelfen. Frauen, die dazu fähig sind, streben nicht zügig den Höhepunkt an, sondern bleiben stark erregt in der Plateauphase, wo eine Stimulation rasch mehrere Orgasmen auslöst.

Nach dem Orgasmus neigen Frauen weniger zu der leichten Depression, die viele Männer empfinden, und die meisten freuen sich über weitere liebevolle Zuwendung. Nur sehr wenige Frauen fallen in die leichte Ohnmacht, die man poetisch „kleinen Tod“ nennt.

DIE SEXUELLE REAKTION DES MANNES

Schon nach wenigen Minuten der Stimulation nimmt die Erregung schnell zu und der Mann erreicht die Plateauphase, wo er nach Belieben verweilen kann. Die meisten Männer müssen mehrere Minuten – durchschnittlich 15, manchmal bis zu 30 Minuten – warten, bis die Partnerin „aufgeholt" hat.

Nach dem Eindringen des Penis nimmt die Erregung des Mannes deutlich zu und seine stoßenden Bewegungen bringen ihn an den Punkt, an dem es kein Zurück mehr gibt. Dann folgt ein sehr lustvoller Augenblick des Orgasmus und der Ejakulation. Danach nimmt die Erregung stark ab, der Penis erschlafft und eine Zeitlang ist keine Erektion mehr möglich.

DAS ERLEBEN DES MANNES

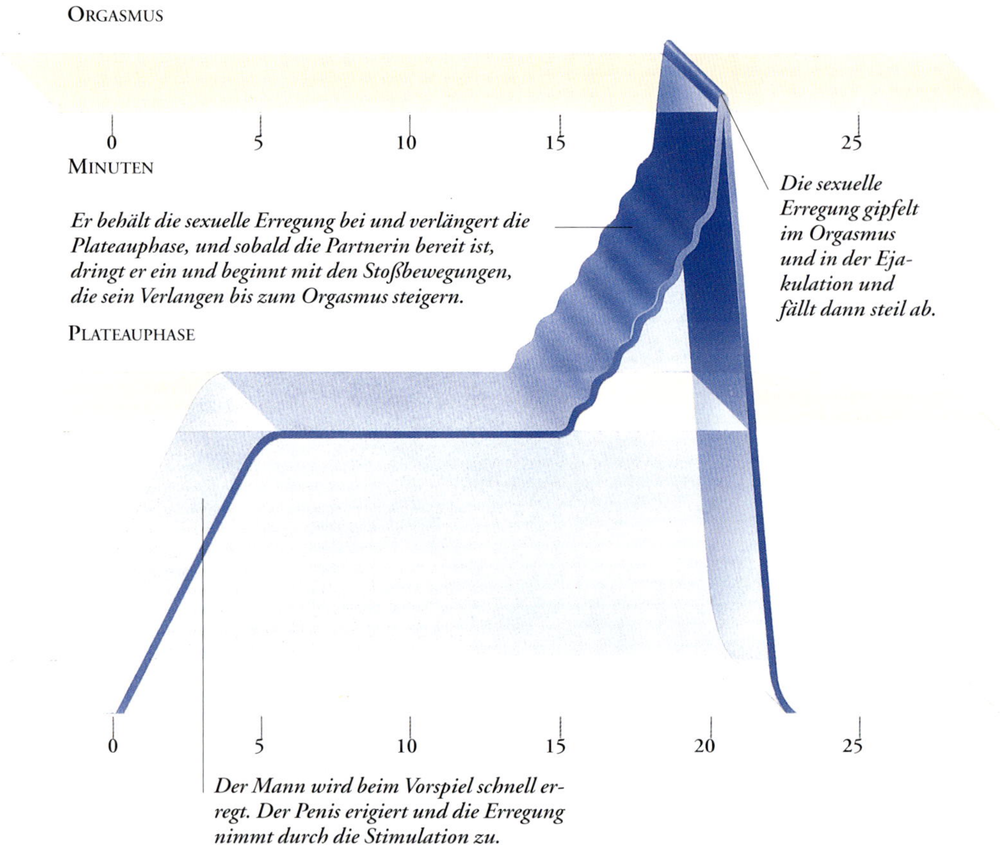

DIE SEXUELLE REAKTION DER FRAU

Bei Frauen nimmt die sexuelle Erregung immer anfangs langsamer zu als bei Männern. Sie brauchen ein Vorspiel von durchschnittlich 15, oft von 20 oder 25 Minuten. Je stimulierender und erotischer das Vorspiel ist, desto schneller ist die einleitende Phase beendet. Wenn der Penis in die Vagina eindringt, nimmt die Erregung allmählich immer mehr zu und es wird gleichzeitig die Klitoris stimuliert, sodass die Frau schnell den Orgasmus erreichen kann.

Danach kehrt sie langsam zur Normalität zurück. Das dauert häufig bis zu einer halben Stunde. In dieser Phase nehmen die Brüste wieder ihre normale Größe an und die Labien schwellen ab.

DAS ERLEBEN DER FRAU

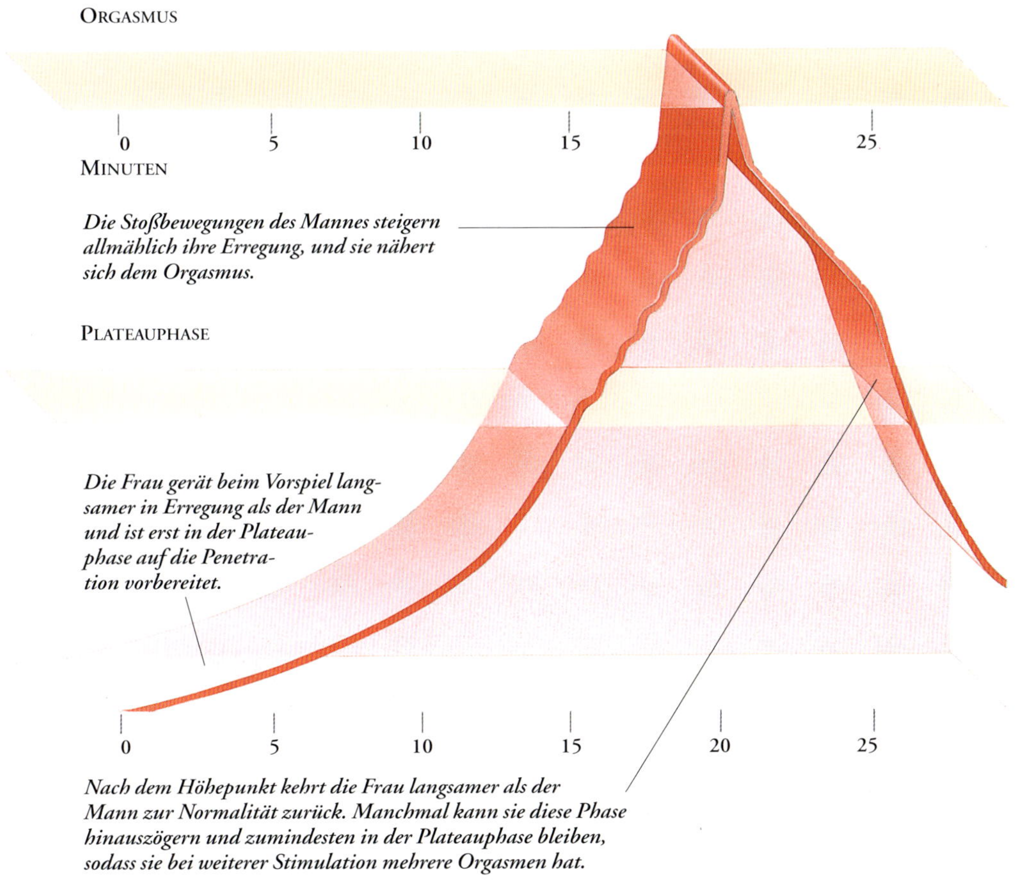

DER „G-PUNKT“

Ernst Grafenburg, ein deutscher Geburtshelfer und Gynäkologe, der nach neuen Methoden der Empfängnisverhütung suchte, behauptete um 1940, er habe bei seinen Forschungen eine bislang unbekannte erogene Zone der Frau entdeckt. Das löste damals bereits Kontroversen aus, die in den letzten Jahren sogar noch heftiger geworden sind. Gibt es diesen „G-Punkt“ (das „G“ steht für Grafenberg) bei Männern und Frauen tatsächlich?

Zweifellos kennen zumindest manche Männer und Frauen eine versteckte Stelle, deren intensive Stimulation starke Erregung und den Orgasmus auslöst.

Stimulation des „G-Punktes“
In dieser Position kann der Penis die vordere Wand der Vagina stimulieren, wo der „G-Punkt“ der Frau sich befindet.

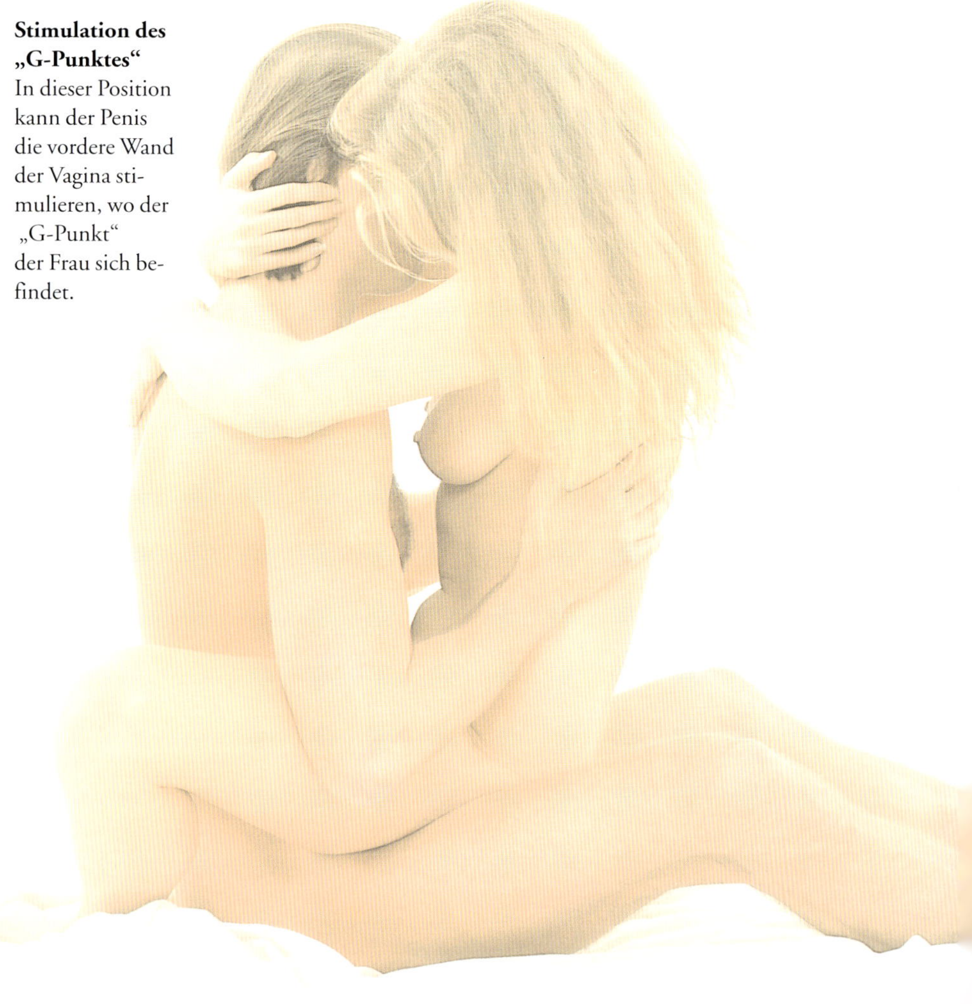

Bei Männern ist es die Prostata, bei Frauen der „G-Punkt“. Während die Existenz der Prostata sich nicht leugnen lässt, ist es Pathologen bislang nicht gelungen, den umstrittenen „G-Punkt“ zu finden, der sich wie eine kleine Bohne anfühlt, wenn er stimuliert wird. Einige Experten glauben, dass dieser „G-Punkt“ nicht bei allen Frauen vorhanden ist; andere meinen, die vordere Scheidenwand sei eben extrem empfindlich und ihre Stimulation könne bei manchen Frauen einen Orgasmus auslösen. Wieder andere halten all das für völligen Unsinn und behaupten, der Streit rufe unnötige Minderwertigkeitsgefühle bei Männern und Frauen hervor.

Ob Sie einen „G-Punkt“ besitzen, der intensive Lust auslöst, können Sie nur selbst herausfinden.

Der „G-Punkt“ des Mannes

Der „G-Punkt“ des Mannes ist die Prostata. Sie umgibt die Harnröhre (wie der weibliche „G-Punkt“) am Hals der Blase. Die Prostata produziert einen Teil der Flüssigkeit, die Spermien in die Vagina befördert. Viele Männer haben entdeckt, dass die Stimulierung dieser Drüse vor oder nach dem Sex einen sehr intensiven Orgasmus und eine stetige, sanfte Ejakulation auslösen kann.

Es ist schwierig, die eigene Prostata zu finden. Am besten legen Sie sich dazu auf den Rücken, ziehen die Knie an und stellen die Füße flach auf den Boden; oder Sie ziehen die Knie an die Brust. Führen Sie den Daumen in den Mastdarm ein und drücken Sie damit gegen seine vordere Wand. Die Prostata fühlt sich wie eine feste Masse von der Größe einer Walnuss an, und wenn sie stimuliert wird, löst sie eine starke sexuelle Erregung aus.

Der „G-Punkt“ der Frau

Der „G-Punkt“ ist offenbar eine kleine Ansammlung von Nervenenden, Drüsen, Gängen und Blutgefäßen, die die Harnröhre umgibt. Normalerweise lässt er sich nicht ertasten, wenn die Frau nicht erregt ist; das gelingt erst nach einer tiefen Stimulation der Vagina. Dann schwillt er an – manchmal sehr schnell – und hebt sich deutlich von der Scheidenwand ab. Da er anscheinend keine organische Funktion hat, außer der Frau zur sexuellen Erfüllung zu verhelfen, und da er während des Orgasmus eine klare Flüssigkeit absondert, die dem Sekret der Prostata ähnelt, nehmen einige Forscher an, dass der „G-Punkt“ eine rudimentäre Prostata ist.

Sie finden Ihren „G-Punkt“ am besten, wenn Sie sitzen oder hocken; denn beim Liegen entfernt er sich weiter. Wenn Sie ihn zum erstenmal stimulieren, verspüren Sie vielleicht einen Harndrang; darum ist es ratsam, das erste Experiment auf der Toilette zu machen. Ist die Blase leer, wissen Sie, dass der „G-Punkt“ diese Empfindung auslöst.

Der „G-Punkt" des Mannes

Der Anus ist empfindlich und nicht daran gewöhnt, dass man etwas in den Darm einführt; außerdem produziert er kein Gleitmittel. Achten Sie darauf, dass Ihre Fingernägel kurz sind und schmieren Sie die Finger gut mit Gleitcreme oder etwas Ähnlichem ein.

Wenn Sie möchten, dass Ihre Partnerin Sie stimuliert, legen Sie sich auf den Rücken, sodass sie einen Finger behutsam in den Anus einschieben kann.

Warten Sie, bis Sie sich an dieses Gefühl gewöhnt haben, und bitten Sie Ihre Partnerin dann, in der vorderen Darmwand die Prostata zu ertasten und sanft zu massieren. Danach kann sie die Drüse von oben nach unten streicheln. Das mag für beide ermüdend sein; aber es wird leichter, wenn Sie die Knie an die Brust ziehen. Wahrscheinlich geraten Sie in Erregung und haben einen Orgasmus, ohne dass sie Ihren Penis berührt.

Dieser Vorgang ist nicht unhygienisch, da sich im unteren Mastdarm kein Stuhl befindet (es sei denn, Sie haben Verstopfung). Dennoch muss die Partnerin danach sofort den Finger waschen und darf ihn keinesfalls in die Scheide einführen, da sonst Darmbakterien übertragen werden. Manche Frauen ziehen lieber einen Wegwerfhandschuh an, vor allem weil er einen gewissen Schutz vor dem AIDS-Virus bietet.

Einige Frauen stimulieren den Penis gerne oral, während sie die Prostata massieren. Sie können auch das vorschlagen.

Der „G-Punkt" der Frau

Drücken Sie mit den Fingern oben auf die vordere innere Scheidenwand und mit der anderen Hand gleichzeitig außen auf den Bauch. Wenn Sie den Punkt stimulieren, sollte er anschwellen und zwischen den Fingern inner- und außerhalb der Vagina als Knoten tastbar sein. Das kann intensive Lustgefühle auslösen und vielleicht haben Sie einen heftigen Orgasmus, der ganz anders ist als der, den die Klitoris einleitet.

Es kann sein, dass Sie ein wenig klare Flüssigkeit aus der Harnröhre ejakulieren. Das ist kein Urin, auch wenn es so aussieht.

Da Ihr Partner diesen Punkt leichter erreichen kann, ist es besser, wenn er Sie stimuliert. Legen Sie sich mit zwei festen Kissen unter den Hüften aufs Bett.

Spreizen Sie leicht die Beine und heben Sie den Po ein wenig hoch. Ihr Partner kann sich dicht neben Sie legen, zwei Finger behutsam in die Vagina einführen (Handfläche nach unten) und die vordere Scheidenwand massieren.

Die Stimulation des „G-Punktes" ist leichter, wenn die Frau beim Sex auf dem Mann liegt oder wenn sie kniet. Liegt sie oben, kann sie Tiefe und Richtung des Penis bestimmen und sich so bewegen, dass er den Punkt erreicht, der ihr Lust bereitet. Wenn sie kniet, reibt der Penis genau an der vorderen Scheidenwand, also dort, wo der „G-Punkt" sich befindet.

Der Mann kann helfen, indem er durch seine Bewegungen auf die Peniswurzel drückt, damit die Eichel den Punkt kräftig massiert. Mehrere intensive Orgasmen beider Partner können die Folge sein.

Kapitel 2

Anziehung und Verlangen

Was finden Männer und Frauen am anderen Geschlecht anziehend? Darüber wird viel spekuliert; aber Wissenschaftler glauben, dass die Entscheidung, wer für uns als Sexualpartner oder Seelengefährte in Frage kommt, teils von Kindheitserlebnissen, teils von „Prägungen" im Gehirn abhängt. Die sexuelle Anziehung zwischen Liebenden und ihr Verlangen nach dem Partner drückt sich durch Berührungen, Gefühle, Stimulation, Vertrauen, Gespräche und Zuhören aus – durch die unendliche Vielfalt menschlichen Erlebens.

EINEN PARTNER ANLOCKEN

Unsere Fähigkeit zu lieben und die Art, wie wir lieben, entwickeln sich beide nach der Geburt allmählich. Wissenschaftler glauben, dass die Entscheidung, wer für uns als Sexualpartner oder Seelengefährte in Frage kommt, teils von unseren Kindheitserlebnissen, teils von vererbten „Prägungen" im Gehirn abhängt.

Das lässt sich an einem der fünf Sinne, dem Geruchssinn, erklären. Jeder Mensch hat selbst in unserer hygienischen Gesellschaft einen einzigartigen Geruch, die Summe aller Drüsensekrete. Ob dieser Geruch anderen gefällt – zum Beispiel weil er sie an ihre Mutter erinnert – oder abstößt – etwa weil er sie unangenehm an einen Expartner erinnert –, hängt davon ab, womit die anderen ihn assoziieren. Assoziationen hängen mit dem Geruch zusammen, weil der Riechkolben, der die Riechnerven aufnimmt, den Teil des Gehirns bedient, der Emotionen und affektive Erinnerungen speichert.

Wir können lernen, den Geruch geliebter Menschen zu mögen. Studien belegen, dass Liebende einander allein mit Hilfe des Geruchssinnes aus einer Gruppe von Leuten herausfinden (so entsteht auch die Bindung des Babys an die Mutter). Wenn wir den Geruchssinn verlieren, lässt der Geschlechtstrieb meist deutlich nach.

DIE WAHL DES PARTNERS

Es ist sehr schwierig, allgemein über die Anziehung zu reden, da sie eng mit unserer Persönlichkeit verbunden ist. Männer und Frauen werden in der Regel von den Merkmalen angezogen, die sie trennen, zum Beispiel von den Brüsten der Frau und von den breiten Schultern des Mannes. Auch kulturelle Einflüsse sind wichtig. Ein Mann, der einer Engländerin gefällt, unterscheidet sich wahrscheinlich sehr vom Idealpartner einer Chinesin. Das Alter, die soziale Herkunft, die Persönlichkeit und die Eigenschaften, nach denen wir suchen, bestimmen ebenfalls, ob wir einen Menschen attraktiv finden oder nicht.

Es wird viel darüber spekuliert, was Männer und Frauen am anderen Geschlecht anziehend finden. Dass Männer Blondinen bevorzugen, hat sich nicht bestätigt. Studien zeigen vielmehr, dass dunkelhaarige Männer Brünette mögen und blonde Männer für Brünette und Blondinen die gleiche Schwäche haben.

Es stimmt auch nicht, dass Frauen Männer mit stark behaarter Brust und großem Penis bevorzugen – Qualitäten wie Zärtlichkeit, Zuneigung, Respekt, Sinnlichkeit und Güte sind ihnen viel wichtiger. Wenn man sie drängt, geben Frauen meist zu, dass ihnen dunkelhaarige, schlanke Männer mit normalem Körperbau und kleinem Po gefallen – der Penis wird kaum erwähnt.

WAS FRAUEN AN MÄNNERN GEFÄLLT

Die Wahl des Sexualpartners wird immer noch sehr von unserer evolutionären Prägung beeinflusst: Frauen suchen nach verlässlichen Gefährten. Darum ist das Aussehen für sie weniger wichtig als der Charakter.

Auch das Alter des Mannes spielt keine sehr große Rolle. Während Männer jüngere Frauen bevorzugen, finden Frauen Männer jeden Alters attraktiv.

Persönlichkeit Selbstvertrauen, bestimmtes Auftreten und Dominanz sind eher anziehend, ebenso Verlässlichkeit und Treue, Herzlichkeit und Aufmerksamkeit. Männer, die mit Frauen offen über ihre Interessen reden und eine sanfte Stimme haben, sind erfolgreicher.

Kraft Männer, die im Beruf oder im Sport erfolgreich sind und denen man das ansieht, haben bei Frauen größere Chancen.

Körperliche Vorzüge Wenn ein Mann gesund und fit ist und einen schlanken, kräftigen Körper hat, finden Frauen ihn attraktiver als einen Muskelprotz, vor allem wenn er zudem noch einige überraschend weibliche Merkmale wie zum Beispiel lange Wimpern hat. Frauen bevorzugen Männer, die größer sind als sie.

Körperpflege Frauen mögen Männer, die sich nach der Arbeit waschen und keinen Körpergeruch haben. Der Geruch der Genitalien sollte nicht zu streng sein. Beliebt sind gepflegte Hände und Füße, saubere Socken, sauberes Haar, reine Haut und ein gut rasiertes Gesicht oder ein wohlgeformter Bart.

WAS MÄNNER AN FRAUEN GEFÄLLT

Männer legen meist größeren Wert auf das Aussehen. In Umfragen steht körperliche Attraktivität ganz oben auf der Liste. Frauenkörper zieren viele Anzeigen und Zeitschriften und Männer sind darauf konditioniert, bestimmte Merkmale erregend zu finden. Die Beine sind ein wichtiger Blickfang, weil sie die Reife der Frau verraten. Schuhe mit hohen Absätzen, Strümpfe und hautenge Hosen betonen die Figur und verstärken den erotischen Reiz. Ein femininer Po, eine schmale Taille, nackte Schultern und die Lippen sind sexuelle Signale; aber am reizvollsten sind die Brüste. Es gibt jedoch auch Männer, die vor allem auf die Beine oder auf den Po schauen. Die meistem bevorzugen Frauen, die jünger sind als sie – vielleicht weil sie unbewusst nach einer gebärfähigen Frau suchen.

Persönlichkeit Erwünscht sind ein sympathisches Wesen, Sanftheit, Wärme, Güte und Fröhlichkeit. Die Erotik ist wichtiger als Fleiß im Haushalt.

Körperliche Vorzüge Eine schlanke und doch kurvenreiche Figur ist beliebter als eine magere oder mütterliche. Den meisten Männern gefallen eine schmale Taille und lange Beine. Bei der Größe und Form der Brüste gehen die Meinungen weit auseinander.

Körperpflege Männer finden Genitalien attraktiv, die nicht zu streng riechen und deren natürlicher Duft nicht von starken Deodorants überlagert wird. Wichtig sind auch gepflegte Fingernägel und Hände, spärliche Körperhaare, sauberes, weiches Haar und reiner Atem.

Annäherungsversuche

Das Aussenden sexueller Botschaften setzt Offenheit und eine gewisse Empfänglichkeit voraus. Fast immer ist auch Selbstbewusstsein erforderlich, weil wir mit Zurückweisung rechnen müssen, wenn wir den ersten Schritt tun. Wir brauchen eine Mischung aus Arroganz und Demut, um anzunehmen, dass ein anderer uns näher kennen lernen will, aber auch um zu akzeptieren, dass viele sich nicht für uns interessieren. Wir fragen uns selbst: Bin ich dieses Risiko schon einmal eingegangen, und wie war das Ergebnis? Und: Bin ich bereit, dieses Risiko erneut einzugehen? Übrigens kommt es selten vor, dass ein Mensch, an dem Sie sehr interessiert sind, völlig gleichgültig reagiert.

Die ersten Schritte

Jede Situation kann einen Mann oder eine Frau zu sexuellen Avancen verleiten. Manchmal ist natürlich ein behutsames Vorgehen zu empfehlen, das nur dann als Annäherungsversuch erkannt wird, wenn der andere wirklich interessiert ist.

Nur phantasielose Menschen beschränken sich dabei auf Partys, Abendessen und ähnliche Ereignisse. Sexuelles Interesse können wir jederzeit zeigen. Eine geschäftliche Besprechung zwischen zwei sexuell aufgeschlossenen Menschen, die den beruflichen Erfolg des Partners bewundern, kann ein aufregendes Vorspiel sein, dem ein offener Flirt folgt. Auch eine angenehme berufliche Zusammenarbeit kann das Interesse am anderen enorm verstärken. Darum werden sexuelle Beziehungen häufiger am Arbeitsplatz geknüpft als anderswo.

Frauen sind zwar der Meinung, sie hätten in der Disko oder auf Partys die größten Chancen, einen potentiellen Partner zu treffen, aber die Wirklichkeit sieht anders aus. Die meisten Menschen begegnen sich bei Freunden und die glücklichsten Beziehungen entwickeln sich aus Freundschaften am Arbeitsplatz oder in der Schule. Es ist leichter, jemanden bei der Arbeit kennen zu lernen als in der Disko. Außerdem vermitteln wir kein realistisches Bild von uns selbst, wenn wir „zurechtgemacht" sind und etwas getrunken haben.

Sie können den ersten Schritt auch bei einem längeren Essen oder Gespräch an einem ruhigen Ort tun. Dabei werden Blicke ausgetauscht, und die Unterhaltung enthält oft zweideutige Botschaften, die das Interesse des anderen erkunden sollen. Das kann ein Spiel sein; aber wir alle beteiligen uns daran und schließen dabei Bekanntschaft mit vielen Menschen.

BOTSCHAFTEN SENDEN

Wir müssen miteinander kommunizieren. Selbst wenn wir nichts sagen, bedienen wir uns der Körpersprache. Wir schätzen andere als nett oder unfreundlich ein, ohne ein Wort mit ihnen zu sprechen. Der Körper drückt unbewusste Emotionen aus und ist daher ein sehr direktes Mittel der Kommunikation. Solche nicht-verbalen Botschaften sind oft verräterischer als Worte und teilen uns mit, was andere denken. Wenn wir uns dessen bewusst sind, achten wir besser auf unsere Körpersprache und können sie wirksamer einsetzen.

AUGENKONTAKT

Blicke sind die bei weitem häufigste Methode, sexuelle Kontakte einzuleiten. Die Augen begegnen sich mit Interesse und lösen kurze Phantasien aus: „Ich würde dich gerne näher kennen lernen. Ich werde dich nicht ansprechen, aber ich glaube, aus uns könnte etwas werden." Mitunter denken wir über solche anonymen Botschaften erst später nach. Solche Begegnungen sind auf der Straße, im Büro, auf der Treppe, im Lift oder an einer Verkehrsampel möglich und sie kommen sehr oft vor, selbst wenn wir mit einem Partner glücklich sind. Offenbar wollen wir wenigstens „in Übung bleiben" und durch Minibotschaften testen, ob wir noch in Form sind.

Der Blickkontakt ist eine der einfachsten Methoden, sexuelles Interesse zu zeigen, und Blicke erleichtern es dem anderen, auf dieses Interesse einzugehen.

Sehen Sie Ihren Gesprächspartner immer an. Schauen Sie nicht über seine Schultern oder auf den Boden. Um Interesse zu zeigen, sollten Sie länger Blickkontakt halten als üblich – aber übertreiben Sie nicht. Die meisten Menschen bevorzugen gelegentliche Blickkontakte – etwa 5 Sekunden alle 30 Sekunden – und senken die Augen, wenn man sie zu lange ansieht. Wer interessiert ist, erwidert den Blick.

UNTERHALTUNGEN

Auch Gespräche können das sexuelle Interesse anfachen, sei es bei einer zufälligen Begegnung, bei einem Essen zu zweit oder bei der Arbeit. Dabei werden oft Blicke gewechselt und das Gespräch kann mehrdeutige Botschaften enthalten, um das Interesse des anderen zu testen.

Der Austausch von Ideen, Motiven und Zielen kann zwei Menschen einander näher bringen als vieles andere. Und wenn es gemeinsame Interessen, Pläne und Ziele gibt, so ist das für beide aufregend. Meiner Meinung nach ist ein solcher Gedankenaustausch zwischen sexuell interessierten Menschen eine der besten Möglichkeiten, eine Beziehung zu beginnen oder zu festigen.

MIMIK UND GESTIK

Vergessen Sie nicht, eine freundliche Miene zu machen, wenn Sie sicher sein wollen, dass Sie die richtigen Signale aussenden. Ein Lächeln ist besonders wichtig, weil es dem Partner sagt, dass Sie ihn attraktiv finden. Auch mit den Händen und mit dem Kopf können Sie andere ermutigen. Achten Sie auf die richtige Entfernung. Nähe lässt auf Sympathie schließen und ist der Schlüssel zur Intimität; Distanz ist ein Indiz für Misstrauen und Unnahbarkeit.

Wenn Sie außerdem lernen, Berührungen für die Kommunikation zu nutzen, können Sie die Dinge beschleunigen. Um gleich zu Beginn ein positives Signal zu setzen, können Sie während des Gesprächs den Arm des Partners berühren oder, wenn Sie von hinten kommen, ihm zur Begrüßung eine Hand auf die Schulter legen. Denken Sie aber daran, dass Sie zwar Ihr Interesse zeigen, jedoch nicht aufdringlich sein wollen. Wenn Sie nackte Haut berühren, etwa einen entblößten Unterarm mit dem Finger, ist dies stets viel intimer als das Anfassen der Kleidung. Gehen Sie allmählich zu längeren und häufigeren Berührungen über: Halten Sie die Hand des anderen oder berühren Sie ihn, wenn Sie ihm etwas reichen. Ein längerer Druck auf die Handfläche ist noch deutlicher erotisch.

REAKTIONEN EINSCHÄTZEN

Wenn Sie auf die Körpersprache und andere Signale achten, sollten Sie beurteilen können, ob Sie die erwünschte Wirkung erzielen. Ermutigende Zeichen sind hochgezogene Augenbrauen, weit offene Augen und erweiterte Pupillen. Wenn Sie einander immer länger in die Augen sehen und sich dabei nahe sind, so bedeutet dies: „Mach weiter“. Sie können das testen, indem Sie noch etwas näher herangehen und beobachten, ob der andere zurückweicht oder nicht. Achten Sie auch auf die Gestik: Nickt der Partner begeistert, wenn Sie etwas sagen oder berührt er Sie während eines Gesprächs, um seine Ausführung zu unterstreichen? Dann machen Sie Fortschritte!

AUF DEN ANDEREN EINGEHEN

Wenn Sie auf eine Botschaft reagieren wollen, müssen Sie, wie in vielen Lebenslagen, ein gewisses Risiko eingehen. Die meisten Menschen denken in einer solchen Situation: „Kann ich meinen eigenen Sinnen trauen? Habe ich ihn/sie richtig verstanden? Warum sollte er/sie an mir interessiert sein? Vielleicht ist es nur ein übler Scherz – mache ich mich zum Narren, wenn ich darauf eingehe? Aber was ist, wenn es doch ernst gemeint ist?" All diese und noch viel mehr Gedanken können Ihnen fast gleichzeitig durch den Kopf gehen.

Wird eine ermutigende Botschaft ausgesandt, empfangen und bestätigt, zeigen sich beide Parteien natürlich von ihrer besten Seite. Erst später kommen alle Facetten der Persönlichkeit zum Vorschein und erst dann stellt sich letztlich heraus, ob die Beziehung auch den Stress des Alltags übersteht und dauerhaft hält.

Einige Tipps für Männer

Geselligkeit ist keineswegs dasselbe wie sexuelle Ermutigung. Und Einladungen können durchaus missverstanden werden. Angenommen, eine Dame lädt Sie zum erstenmal zu sich nach Hause ein und fordert Sie auf, es sich bequem zu machen – würden Sie dann einfach das Jacket ausziehen, die Krawatte lockern und sich geradewegs auf dem Sofa ausstrecken? Wohl eher nicht.

Sie sollten auch nicht erwarten, dass aus jeder Begegnung eine große Romanze oder eine sexuelle Beziehung wird. Wenn Sie einen Flirt zu ernst nehmen oder von einer Frau erwarten, dass sie Ihnen mehr gibt, als sie zu geben bereit ist, wird sie wahrscheinlich einen Rückzieher machen. Viele Frauen schätzen ein behutsameres Vorgehen mehr als offene sexuelle Annäherungsversuche und darum empfiehlt es sich, nicht zu früh vertraulich zu werden. Drücken Sie Ihre Bewunderung und Ihr Interesse aus, aber verzichten Sie zunächst auf Kosenamen und Zärtlichkeiten.

Einige Tipps für Frauen

Eine sexuelle Beziehung entwickelt sich meist langsam, wobei beide Partner Signale aussenden und darauf reagieren. Wenn Sie die Signale richtig empfangen und beantworten, ist das Risiko gering, dass Ihre Aufgeschlossenheit mit sexuellem Interesse verwechselt wird. Es ist auch wichtig, dass Sie genau wissen, was Sie erwarten. Viele Frauen sind zu schüchtern, um zuzugeben, dass sie nur Sex wollen. Manche täuschen sogar Liebe vor, um Sex zu bekommen, und das ist letztlich für beide Partner unbefriedigend.

Erwarten Sie nicht, dass aus jeder Begegnung eine große Romanze oder eine sexuelle Beziehung wird. Wenn Sie einen Flirt zu ernst nehmen oder von einem Mann erwarten, dass er Ihnen mehr gibt, als er zu geben bereit ist, wird er wahrscheinlich einen Rückzieher machen. Meist ist es nicht ratsam, zu früh vertraulich zu werden. Drücken Sie Ihre Bewunderung und Ihr Interesse aus, aber verzichten Sie anfangs auf Kosenamen und Zärtlichkeiten.

DAS VERLANGEN ERWACHT

Wenn wir uns zu einem Menschen sexuell hingezogen fühlen, sind alle Sinne, vor allem Sehen, Berühren und Hören, daran beteiligt. Der Geruchssinn ist zwar auch wichtig, spielt aber eine viel geringere Rolle als bei Tieren. Traditionell lockt die Frau durch ihr Verhalten und ihre Kleidung den Mann an und dieser reagiert mit sexuellem Verlangen. Änderungen im Sexualverhalten haben jedoch dazu geführt, dass die Rollen heute gerechter verteilt sind. Männer wie Frauen tragen heute Kleider, die das andere Geschlecht anlocken sollen: Männer ziehen enge Hosen und T-Shirts an, Frauen tragen enge, kurze Blusen mit tiefem Ausschnitt.

Männer werden meist durch das, was sie sehen, stimuliert. Frauen sind ganz anders: Sie reagieren kaum und sehr langsam auf visuelle Reize, da sie mehr an der Persönlichkeit des Mannes interessiert sind.

WAS ERREGT UNS?

Sehen

Sehen spielt bei Männern eine größere Rolle als bei Frauen. Eine Frau kann mit gutem Make-up, verführerischer Kleidung und anmutigen Bewegungen – zum Beispiel beim Ausziehen – davon profitieren. Die Augen gelten als Fenster der Seele und darum sehen sich Liebende so gerne in die Augen und vergessen ihre Umwelt.

Hören

Hören ist ebenfalls wichtig und darum kann leise Musik im richtigen Augenblick beide Geschlechter stimulieren. Wir werden erregt, wenn wir den geliebten Menschen kommen hören, wenn er lacht und wenn er spricht. Manche Männer und Frauen haben eine schöne, verführerische Stimme und sind sich dessen bewusst. Ein Mann mit einer warmen, samtweichen Stimme kann das Herz einer Frau zum Schmelzen bringen. Eine angenehme Stimme, klug eingesetzt, ist eine Liebkosung und ein Telefonanruf kann so erregend sein wie ein Vorspiel. Doch auch die Stimme mancher Frauen kann Männer buchstäblich verrückt machen.

Berührungen

Berührungen haben eine sehr starke Wirkung, selbst wenn sie kurz oder zufällig sind. Wir alle sehnen uns danach; denn sie wirken entspannend und beruhigend und helfen uns, Hemmungen zu überwinden. Manchmal kann eine einfache Berührung oder Umarmung ein Gefühl der Nähe und Intimität vermitteln. Die meisten Menschen wissen, wie erotisch Tanzen sein kann. Wenn zwei Körper sich berühren und rhythmisch bewegen, kann dies ein Vorspiel sein. Versuchen Sie einmal, Wange an Wange zu tanzen, Hand in Hand, Brust an Brust, Becken an Becken, mit leicht gespreizten Beinen, sodass die Schenkel und Genitalien sich aneinander reiben. Das alles simuliert Sex. Diese Mischung aus Bewegungen, Licht und Musik ist äußerst wirksam.

Geschmack

Ein köstliches Mahl mit erlesenem Wein bringt viele Paare in Stimmung, baut Hemmungen ab und verstärkt das Interesse am Sex. Ein Gespräch bei Tisch, sanftes Licht und das ganze Ritual können sehr verführerisch sein. Liebende spüren, dass das Essen ein Symbol für verzehrende Leidenschaft sein kann.

Geruch

Frauen lieben Parfüm und Männer riechen es gern. Aber es kann eine größere Wirkung haben, als Frauen ahnen, vor allem wenn ihr Körper warm ist. Dann verdampft das Parfüm, vermischt sich mit dem Körpergeruch und wird zu einem starken Aphrodisiakum. Coco Chanel sagte einmal, eine Frau solle den Körper überall dort parfümieren, wo sie geküsst werden wolle; das sei angesichts der vielen verfügbaren Düfte eine Wonne für beide Partner. Frauen ziehen wahrscheinlich den unverfälschten Duft der Männerhaut vor, der ohnehin erregend ist; aber die meisten Frauen haben nichts gegen ein wenig Aftershave einzuwenden.

— Was Männer mögen —

Nackte Haut hat eine starke Wirkung auf Männer. Entblößte Körper, die „Komm näher!" sagen, sind für sie äußerst erregend.

Make-up Tiefrote Lippen sind ein sexuelles Signal, ebenso die Frisur, die Haarfarbe und vieles andere mehr.

Fotos und Filme Männer finden erotische Magazine, Videos und Fotos sehr erregend; sie regen die Phantasie an und verleiten zur Masturbation. Die meisten Männer fänden allerdings ein freizügiges Foto ihrer Partnerin in einem Magazin nicht sonderlich sexy – die Tatsache, dass eine Frau einem anderen gehört, erhöht ihren Reiz.

Kleidung Schwarze Spitzenunterwäsche und winzige Nachthemden gefallen den meisten Männern. Darum posieren Models in Strapsen und Strümpfen.

— Was Frauen mögen —

Aussehen Obwohl das Aussehen für Frauen nicht das Wichtigste ist, geben die meisten zu, dass bestimmte Körperteile eines Mannes sie anziehen, wenn auch meist nicht die Genitalien.

Macht und Reichtum Geld und der gesellschaftliche Status spielen in unserer Welt eine wichtige Rolle und die meisten Frauen finden beides stimulierend.

Romantik und Intimität Auch Dinge, die romantische Gefühle ausdrücken oder verstärken, zum Beispiel Champagner, Mondschein und Blumen, kommen bei den meisten Frauen gut an.

Erotische Literatur Frauen geben durchaus zu, dass sie erotische Romane lieben. Man hat jedoch festgestellt, dass auch sexuell freizügige Texte und Bilder viele Frauen erregen.

DAS ERSTE SEXUELLE ERLEBNIS

Wenn es zur ersten sexuellen Begegnung kommt, kann Liebe, aber auch Lust oder Neugier die treibende Kraft sein. Es ist ganz normal, wenn Sie ein wenig ängstlich und angespannt oder hinterher etwas enttäuscht sind, weil das erste Mal nicht so ekstatisch war, wie Sie es erwartet hatten. Auch Sex wird erst durch Erfahrung und zunehmende Vertrautheit mit dem Partner besser. Während die meisten Männer schon beim ersten Sex einen Orgasmus haben, ist dies bei Frauen selten der Fall – sie müssen es meist erst lernen.

MACHEN SIE ES BESSER

Es ist mit Sicherheit hilfreich, wenn Sie die richtige Umgebung aussuchen und dafür sorgen, dass Sie nicht gestört werden.

Besprechen Sie im Voraus, ob Sie die ganze Nacht zusammen verbringen wollen oder sich früher trennen. Gegebenenfalls müssen Sie nicht nur an Kleider zum Wechseln (und Toilettenartikel) denken, sondern auch daran, wie Sie sich fühlen, wenn Sie im Bett neben einem Menschen aufwachen, den Sie kaum kennen.

Nehmen Sie sich genügend Zeit, damit Ihre Begegnung entspannt und ohne Hast verläuft. Das ist beim ersten Mal besonders wichtig, weil das sexuelle Verlangen nur entfacht wird, wenn keiner der Partner nervös ist. Vor allem der Mann sollte es nicht zu eilig haben.

Denken Sie an ein zuverlässiges Verhütungsmittel und vergessen Sie nicht, dass Sie auch beim ersten Mal nicht vor AIDS, Herpes, Chlamydien und anderen sexuell übertragbaren Krankheiten geschützt sind. Darum sollte der Mann ein Kondom benutzen (siehe gegenüber).

Jungfrauen (Männer wie Frauen) sollten offen sein. Das gilt besonders für die Frau, damit der Partner sanft mit ihr umgeht und anfangs nicht zu tief eindringt. Vor dem Eindringen sollte der Mann die Frau durch Streicheln und Stimulieren – mindestens 10 Minuten lang – in Erregung versetzen, damit ihre Scheide schlüpfrig wird. Speichel oder ein Gleitmittel können nachhelfen. Benutzen Sie keine Vaseline, sie kann die Vagina reizen.

Der Mann liegt am besten oben. Wenn die Frau ein Kissen unter die Hüfte legt, ist es für sie bequemer. Der Mann sollte sanft eindringen und nur leicht stoßen. Die Partnerin kann ihm helfen, indem Sie den Penis in die Scheide einführt und das Becken beim Eindringen leicht senkt, um die Muskeln zu entspannen.

SAFER SEX

„Safer Sex“ wurde zuerst in den achtziger Jahren als Reaktion auf AIDS propagiert; aber Sie können sich dadurch auch vor anderen Krankheiten schützen. Safer Sex ist ein Gebot der Vernunft, ebenso das Wissen um die Risiken bestimmter sexueller Aktivitäten.

Sex mit sehr hohem Risiko

- Alles, was absichtlich oder versehentlich zu Blutungen führt
- Analverkehr ohne Kondom
- Vaginaler Sex ohne Kondom
- Das Einführen von Fingern oder der Hand in den Anus
- Das Einführen gemeinsam benutzter Dildos usw.

Sex mit mittlerem Risiko

- Analverkehr mit Kondom
- Vaginaler Sex mit Kondom
- Cunnilingus
- Fellatio, vor allem bis zum Orgasmus
- Küssen oder Lecken des Anus
- Sex mit Urinieren
- Zungenküsse

Sex mit geringem Risiko

- Gegenseitiges Masturbieren (außer Cunnilingus und Fellatio)
- Das Reiben der Genitalien am Körper des Partners
- Trockene Küsse

Sex ohne Risiko

- Nicht-genitale Massage
- Selbstbefriedigung

DER UMGANG MIT DEM KONDOM

Eine der besten Waffen im Kampf gegen Geschlechtskrankheiten ist das Kondom. Es bietet keinen vollständigen Schutz, verringert aber das Risiko erheblich.

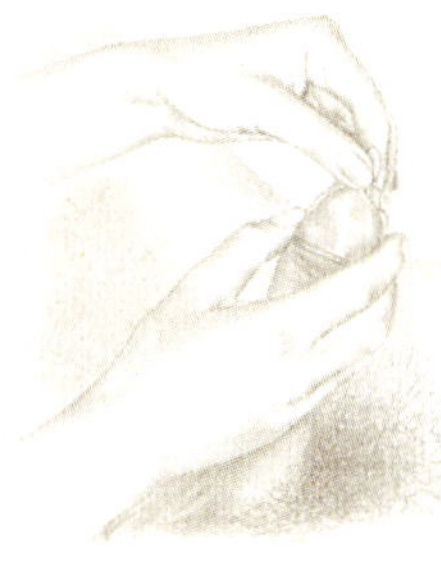

1 Streifen Sie das Kondom vor der vaginalen oder analen Penetration oder vor dem oralen Sex über den voll erigierten Penis.

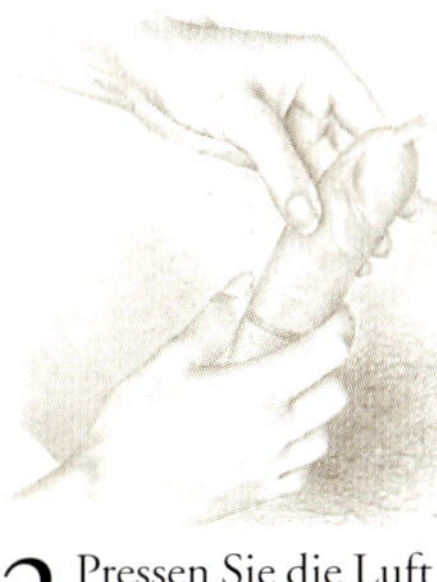

2 Pressen Sie die Luft aus dem Ende und rollen Sie das Kondom ganz ab. Dehnen Sie es nicht zu stark, damit es nicht reißt.

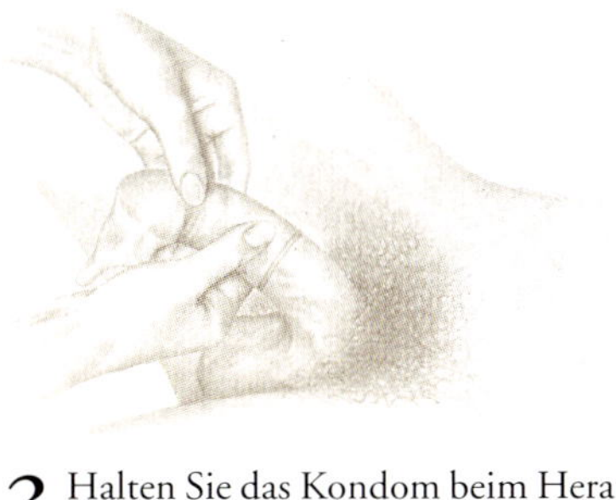

3 Halten Sie das Kondom beim Herausziehen unten fest, damit kein Sperma in die Scheide gelangt. Nehmen Sie bei jedem Verkehr ein neues Kondom.

VOR DEM SEX

Nur wenige glauben, dass eine einmalige sexuelle Begegnung die beste Art der zwischenmenschlichen Beziehung ist. Die meisten Menschen meinen, dass Liebe zur körperlichen Anziehung hinzukommen muss, und Liebe setzt voraus, dass wir einander genau kennen. Sex kann uns dabei am besten helfen. Den meisten Menschen fällt es nicht leicht, sich anderen zu öffnen – sie fühlen sich verwundbar und fürchten, zurückgewiesen zu werden, was sehr schmerzlich sein kann. Sex ist selten befriedigend, wenn man zu sich selbst und zum Partner nicht aufrichtig ist. Keine Beziehung kann ohne Ehrlichkeit gedeihen.

Sie müssen also von Anfang an die Wahrheit sagen. Alles andere bedeutet, dass Sie sich vom Partner distanzieren und dass Sie heucheln. Sie müssen so sein, wie Sie

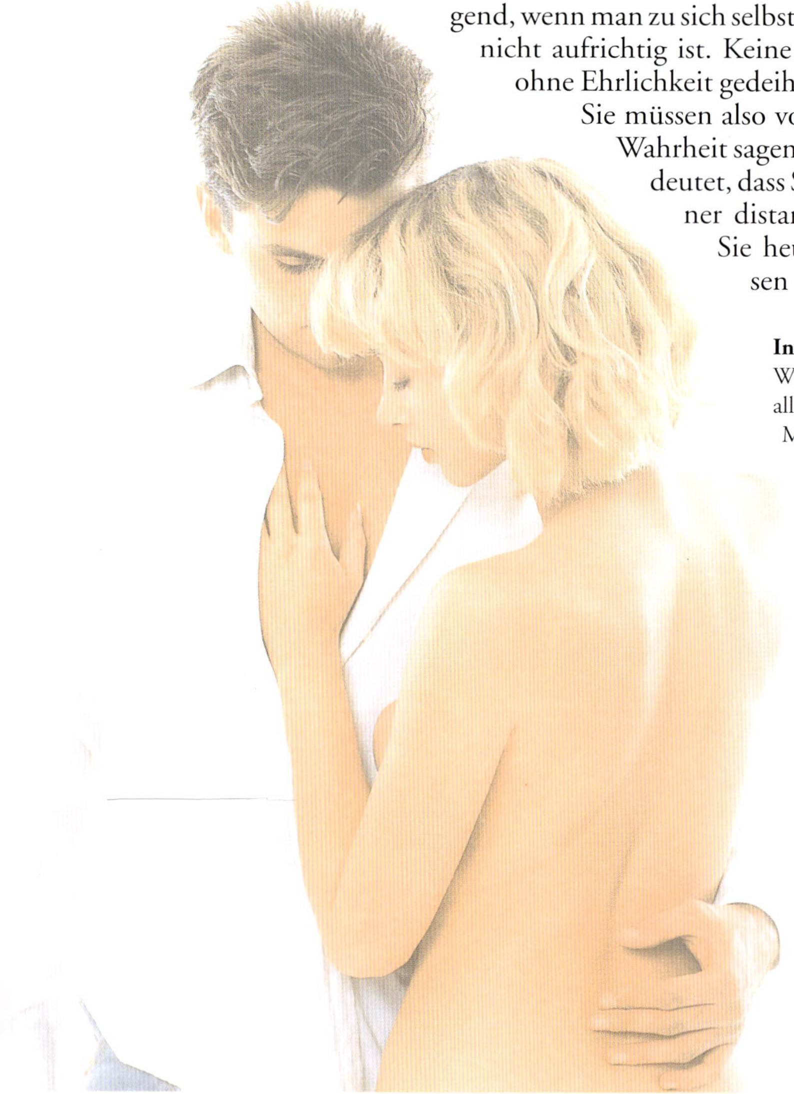

Intimität
Wir drücken Liebe vor allem durch Sex aus. Mit einem sympathischen, liebevollen und ehrlichen Partner kann er eine zauberhafte Entdeckungsreise sein.

wirklich sind. In der Liebe ist selbst eine Notlüge eine Beleidigung und richtet großen Schaden an. Ehrlichkeit ist stimulierend, sie ist vielleicht das beste Aphrodisiakum.

Wir alle, ob Frau oder Mann, sind verletzlich, darum sollten Sie offen sein und über Ihre Verletzlichkeit reden, wenn Ihre Beziehung Liebe und Sex einschließt. Denken Sie daran, dass Sex sowohl ein Trieb als auch eine Entscheidung ist und dass Sie dabei nicht die Beherrschung verlieren müssen.

Sagen Sie Ihrem Partner, dass Sie vor allem deshalb bei ihm sind, weil Sie Liebe und eine feste Bindung suchen. Wenn Sie beschließen, mit jemandem Sex zu haben, sind Sie mit seinem ganzen Wesen intim. Also legen Sie Ihr ganzes Wesen offen.

Das Märchen von der romantischen Frau und dem lüsternen Mann stört den natürlichen Umgang der Geschlechter miteinander. Die unendliche Vielfalt menschlicher Erfahrungen – halten, berühren, fühlen, stimulieren, vertrauen, reden und zuhören – ist am Sex beteiligt und wer behauptet, Liebe und Sex seinen das Vorrecht eines bestimmten Geschlechts, verzerrt das komplexe Sein männlicher und weiblicher Persönlichkeit.

Einige Tipps für Männer

- Achten Sie auf Ihr Äußeres. Fallen Sie nie ungewaschen und unrasiert ins Bett.
- Planen Sie etwas Nettes. Fast alle Frauen freuen sich über einen Blumenstrauß oder ein Essen bei Kerzenschein.
- Machen Sie Ihrer Partnerin Komplimente. Sagen Sie ihr, dass sie gut duftet, halten Sie ihr die Hand, küssen Sie sie zärtlich, schauen Sie ihr in die Augen, lächeln Sie.
- Seien Sie aufmerksam, zu Hause ebenso wie auf einer Party. Ziehen Sie nicht den Fernseher vor.
- Nehmen Sie im Bett Rücksicht auf ihre Wünsche und genießen Sie ein liebevolles Vorspiel.
- Versuchen Sie, nach dem Orgasmus nicht sofort einzuschlafen. Reden Sie eine Weile mit ihr, umarmen Sie sie.

Einige Tipps für Frauen

- Täuschen Sie niemanden in der Liebe. Nichts ist so erfolgreich wie Zielstrebigkeit, wenn Sie einen Mann haben wollen. Und wenn Sie ihn haben, bleiben Sie am Ball! Um einen Menschen werben heißt, sich selbst geben.
- Achten Sie auf Ihr Erscheinungsbild. Sauberes, gut geschnittenes, duftendes, fließendes Haar und ein gutes Make-up sind sehr anziehend.
- Seien Sie großzügig mit Komplimenten. Sagen Sie ihm, dass er gut aussieht.
- Seien Sie nicht überkritisch oder unromantisch und nicht zu aggressiv, wenn Sie Sex wollen.
- Unterstützen Sie Ihren Partner. Sagen Sie ihm auf nette Weise, was Sie erregt.
- Sexy Unterwäsche, dezentes Parfüm und die Bereitschaft zu kuscheln sind überaus stimulierend.

DIE ÄUSSERE ERSCHEINUNG

Es gibt viele Wege, Sex zu genießen, und die meisten Menschen haben mehr Spaß daran, wenn sie nicht nur wissen, was sie tun, sondern auch wissen, dass sie gut aussehen und begehrenswert sind.

Attraktivität oder Sexappeal ist schwer zu definieren, doch Sex hat mit unserer Art zu leben und unserem Lebensstil mehr zu tun als mit allen anderen Faktoren und ist weitaus mehr als nur die Summe unserer körperlichen Eigenschaften. Wir alle kennen einfache, bescheidene Menschen, die Charme ausstrahlen und sehr anziehend wirken, ohne dass wir genau sagen können, warum. Oft spielen eine positive Einstellung zum Leben, ein freundliches Lächeln, feiner Humor und Begeisterung eine Rolle. Andere Menschen sind attraktiv, weil sie einzigartig oder exzentrisch sind – ihre Art zu reden oder sich darzustellen, ihre Eigenheiten, ihre überraschende Offenheit oder Individualität.

Solche Vorzüge sind wahrscheinlich wichtiger als die äußere Erscheinung. Natürlich lohnt es sich, auf gutes Aussehen zu achten; aber wir sollten nicht davon besessen sein. Zu viele Männer und Frauen sind unzufrieden, weil sie sich mit vorgegebenen Klischees vergleichen. Das Eingehen auf den Partner und die Bereitschaft, Freude zu teilen, sind die Qualitäten, die einen Mensch attraktiv machen.

Obwohl wir nicht zuviel Aufhebens von Äußerlichkeiten machen sollten, kann es einer Beziehung schaden, wenn einer der Partner sein Aussehen oder die Hygiene vernachlässigt.

Achten Sie nicht nur im eigenen Interesse auf Ihr Erscheinungsbild, sondern auch aus Rücksicht auf den Partner, sonst könnte er Ihr Verhalten als Gleichgültigkeit deuten. Sie brauchen sich nicht stundenlang zurechtzumachen; aber ein unsauberer oder schlecht riechender Körper, unschöne Kleider, ein unrasiertes Gesicht, Lockenwickler im Haar und eine grimmige Miene vergessen wir auch in intimen Momenten nicht – wir denken unwillkürlich an das erste Rendezvous und fragen uns unweigerlich, wie stark unsere Liebe noch ist.

DENKEN SIE POSITIV

Viele Menschen sind viel zu hart zu sich; sie könnten sehr davon profitieren, wenn sie sich mehr mit ihren positiven und weniger mit ihren negativen Seiten beschäftigen würden.

Die folgenden Tipps können Ihnen helfen, weniger streng zu sich zu sein und Ihren Körper als Quelle sexueller Lust zu betrachten. Am besten machen Sie diese „Übungen" allein, wenn Sie viel Zeit haben und entspannt sind.

EIGENLOB FÜR MÄNNER

1 Ziehen Sie sich aus und stellen Sie sich vor einen großen Spiegel. Betrachten Sie Ihren Körper genau – von Kopf bis Fuß und aus jedem Winkel, als sähen Sie sich zum erstenmal.

2 Knien Sie nieder, bücken Sie sich, gehen Sie umher. Spreizen und schließen Sie die Beine. Schauen Sie über die Schulter, um die Krümmung des Rückens und das Gesäß zu sehen.

3 Konzentrieren Sie sich auf Ihre Vorzüge – jeder hat welche: breite Schultern, flacher Bauch, volles Haar oder die Körpergröße.

4 Befassen Sie sich nun mit Ihren Schwächen, aber auf positive Weise. Vielleicht finden Sie sich zu klein, haben aber eine gute, sportliche Figur.

5 Mustern Sie Ihre Genitalien. Betasten Sie die Hoden. Einer, meist der linke, hängt gewöhnlich etwas tiefer. Ihr schlaffer Penis ist wahrscheinlich 5 – 10 cm lang, und wenn Sie ihn anfassen, merken Sie, dass die Eichel am empfindlichsten ist, vor allem an der Unterseite.

6 Nehmen Sie zum Schluss ein warmes Bad. Seifen Sie die Hände ein, und erforschen Sie damit Ihren Körper. Achten Sie darauf, was Sie empfinden, wenn Sie die Berührungen und den Druck variieren. Betasten Sie erneut Penis und Hoden, wenn Sie möchten; aber seien Sie sich aller körperlicher Empfindungen bewusst.

EIGENLOB FÜR FRAUEN

1 Ziehen Sie sich aus und stellen Sie sich vor einen großen Spiegel. Betrachten Sie Ihren Körper genau – von Kopf bis Fuß und aus jedem Winkel, als sähen Sie sich zum erstenmal. In einem zweiten Spiegel können Sie sich von der Seite und von hinten sehen.

2 Gehen Sie umher. Knien Sie nieder, bücken Sie sich, spreizen und schließen Sie die Beine.

3 Konzentrieren Sie sich auf Ihre Vorzüge; Sie haben bestimmt welche: gut geformte Beine, einen langen Hals, hohe Wangenknochen oder zierliche Füße.

4 Befassen Sie sich nun mit Ihren Schwächen, aber auf positive Weise. Vielleicht finden Sie sich ein wenig zu mollig – aber eine Rubensfigur gefällt vielen Männern.

5 Untersuchen Sie Ihre Vagina mit einem Handspiegel bei gutem Licht. Identifizieren Sie die einzelnen Teile. Ziehen Sie die Vorhaut der Klitoris zurück, streichen Sie mit den Fingern über die inneren und äußeren Labien und über den Damm, um weitere sensitive Stellen zu finden. Spreizen Sie die kleinen Labien und erforschen Sie die Vagina außen und innen.

6 Wenn Sie fertig sind, nehmen Sie ein warmes Bad. Seifen Sie die Hände ein und streicheln Sie den ganzen Körper. Achten Sie darauf, was Sie empfinden, wenn Sie die Berührungen und den Druck variieren.

DAS SEXUELLE REPERTOIRE

Was nachfolgend beschrieben wird, tun die meisten Menschen. Es gibt zwar auch bizarre Praktiken, aber darauf gehe ich hier nicht ein, weil sie selten vorkommen und oft einem der Partner nicht gefallen. Vielleicht umfasst Ihr Repertoire die ganze Liste; wenn nicht, sollten Sie einmal etwas Neues ausprobieren. Denken Sie aber daran, dass in einer befriedigenden Beziehung beide Partner geben und nehmen müssen.

WAS MÄNNER TUN KÖNNEN

- Sie erregen Ihre Partnerin mit warmen oder erotischen Worten.
- Sie pressen Ihren Körper an den der Partnerin oder reiben ihn daran.
- Sie küssen Ihre Partnerin leidenschaftlich.
- Sie schieben beim Küssen die Zunge in den Mund der Partnerin.
- Sie streicheln den bekleideten Körper der Partnerin.
- Sie ziehen Ihre Partnerin aus und betrachten ihren nackten Körper.
- Sie liebkosen den Körper Ihrer Partnerin.
- Sie küssen die Brüste Ihrer Partnerin und lecken oder saugen sanft an den Brustwarzen.
- Sie erforschen und streicheln die Vulva Ihrer Partnerin mit der Hand.
- Sie lecken und küssen die Vagina.
- Sie stimulieren Klitoris und Scheide und bringen Ihre Partnerin zum Orgasmus.
- Sie stimulieren Klitoris und Scheide mit dem Mund und bringen Ihre Partnerin zum Orgasmus.
- Sie kommen in einer der folgenden Positionen zum Orgasmus: Sie liegen nebeneinander; die Partnerin kniet; die Partnerin liegt oben; Sie sitzen, knien oder stehen beide.
- Sie streicheln oder küssen den Po und die Analregion der Partnerin.

WAS FRAUEN TUN KÖNNEN

- Sie benutzen erotische Worte und sprechen intim mit Ihrem Partner.
- Sie halten den Körper Ihres Partners, drücken ihn an sich oder reiben sich daran.
- Sie küssen ihn leidenschaftlich.
- Sie schieben beim Küssen die Zunge in den Mund des Partners.
- Sie streicheln den bekleideten Körper Ihres Partners.
- Sie ziehen Ihren Partner aus und betrachten seinen nackten Körper.
- Sie liebkosen den nackten Körper Ihres Partners.
- Sie lecken die Brustwarzen des Partners oder saugen sanft daran.
- Sie erforschen und streicheln den Penis und die Hoden Ihres Partners mit den Händen.
- Sie lecken und küssen den Penis und die Hoden Ihres Partners.
- Sie stimulieren den Penis und bringen Ihren Partner zum Orgasmus.
- Sie nehmen den Penis in den Mund und bringen den Partner zum Orgasmus.
- Sie kommen in einer der folgenden Positionen zum Orgasmus: Sie liegen nebeneinander; Sie knien; Sie liegen oben; Sie sitzen, knien oder stehen beide.
- Sie streicheln oder küssen den Po und die Analregion des Partners.

3

KAPITEL

DAS VORSPIEL

Ein befriedigendes Liebesspiel braucht Zeit und kann nie zu lange dauern. Vielleicht werden Sie gelegentlich beim Vorspiel so erregt, dass Sie gleich zur Sache kommen wollen; die meisten Paare genießen aber die allmählich zunehmende Intimität – Küssen, Ausziehen, Petting, Massage, oraler Sex, gemeinsame Phantasien … Das Vorspiel ist ein wichtiger Teil der sexuellen Begegnung. Lernen Sie, einander langsam zu erregen; entdecken und erforschen Sie die erogenen Zonen des Partners; seien Sie liebevoll, fürsorglich, aufmerksam – Sie sind keine Maschine!

DIE ERREGUNG WÄCHST

Ein befriedigendes Liebesspiel braucht Zeit und kann nie zu lange dauern. Es gibt viele Möglichkeiten, die Liebe vor dem letzten Schritt zu genießen. Vielleicht sind Sie manchmal so erregt, dass Sie sofort einen Orgasmus haben wollen; die meisten Paare genießen aber die allmählich zunehmende Intimität – Küssen, Ausziehen, Petting, Massage, oraler Sex, gemeinsame Phantasien …

Es gibt viele Möglichkeiten, einander Lust zu bereiten und Sie können sie sowohl als Hauptgericht wie auch als köstliche Vorspeise genießen. Je aufregender das Vorspiel ist, desto empfänglicher werden Sie und Ihr Körper und desto zauberhafter und erfüllender wird der Höhepunkt.

MÄNNER BRAUCHEN DAS VORSPIEL

Männer brauchen und genießen das Vorspiel, auch wenn viele etwas anderes behaupten. Es stimuliert, sorgt für eine kräftige Erektion und bereitet den Penis auf das Eindringen vor. Viele Impotente könnten geheilt werden, wenn ihr Vorspiel lange und aufregend genug wäre!

Natürlich gibt es Situationen, in denen das Vorspiel genau geplant werden muss, etwa wenn der Mann vorzeitige Ejakulationen hat oder Erektionen nur kurz aufrechterhalten kann. Dann ist es möglicherweise besser, das Vorspiel abzukürzen.

Für manche Männer besteht das Vorspiel aus Pflichtaufgaben, die sie erfüllen müssen, um die Partnerin auf den Sex vorzubereiten. Andere wollen, dass die Partnerin sofort den Penis in die Hand nimmt. Die Frau sollte Ihren Partner ermutigen, das Vorspiel zu genießen und bereit sein, neue Erfahrungen zu sammeln, damit er lernt, dass die Freude am Sex vor allem aus gegenseitiger Zuneigung erwächst.

FRAUEN BRAUCHEN DAS VORSPIEL

Die Frau braucht eine lange Stimulation, um in Erregung zu geraten. Am besten ist eine komplexe Mischung aus psychischen und physischen Reizen und eine angenehme, ermutigende Atmosphäre.

Manche Frauen brauchen besonders viel Zeit und darum muss ein aufmerksamer Partner geduldig sein. Wenn er sie erregt, empfindet auch er intensive Lust und sie bleibt beim Verkehr nicht passiv, sondern beteiligt sich aktiv daran. Männer, die viel küssen und streicheln und ein empfindsames Vorspiel schätzen, werden es viel häufiger erleben, dass die Partnerin leicht und oft zum Orgasmus kommt.

Bestehen Sie nicht darauf, Ihre Partnerin sofort auszuziehen und ihre Brust und ihre Vagina zu berühren. Umarmen Sie Ihre Partnerin, konzentrieren Sie sich auf sie und stimulieren Sie zunächst nicht die Genitalien. Genießen Sie die dabei entstehenden Empfindungen am ganzen Körper, und denken Sie nicht nur daran, was mit Ihrem Penis geschieht.

SINNLICHES ENTKLEIDEN

Es kann ein wichtiger und sehr erregender Teil des Vorspiels sein, sich und / oder den Partner zu entkleiden. Das Tragen oder Entfernen bestimmter Kleidungsstücke kann die Partner, vor allem den Mann, in Entzücken versetzen.

Finden Sie heraus, welche (fehlenden) Kleidungstücke Sie und Ihren Partner erregen. Vielleicht müssen Sie ein wenig üben, damit Sie den Partner mit einer Hand ausziehen können, ohne unbeholfen zu sein. Dann wird das Ausziehen zu einem der Höhepunkte des Vorspiels.

Nacktheit kann zur Routine werden, besonders bei lang verheirateten Eheleuten. Darum lohnt sich eine gewisse Raffinesse beim Entkleiden. Selbst wenn Sie seit Jahren zusammen leben, ist das gegenseitige Ausziehen ein sehr erregendes Vorspiel. Beide Partner sollten um so erregter werden, je mehr Hüllen fallen.

WAS EIN MANN ERREGEND FINDET

Vielen Männern ist eine teilweise Entblößung lieber als totale Nacktheit, weil sie die Phantasie anregt. Hübsche Spitzenwäsche erregt sie, sowohl der Anblick als auch das Entfernen. Manche Männer lieben es, wenn die Partnerin beim Sex ein Kleidungsstück anbehält – Unterrock, Strümpfe, Strapse, Slip, BH oder Mieder.

Das Entfernen bestimmter Kleidungsstücke, vor allem jener, die den Po, die Genitalien und die Brüste der Frau verhüllen, ist fast immer erregend. Frauen, die sich beim Ausziehen Zeit lassen und sich dabei „zufällig" gewisse Blößen geben, können sicher sein, dass der Partner erregt wird. Jeder Mann findet es erotisch, wenn eine Frau sich vor ihm entkleidet, und es ist gut möglich, dass er später immer wieder daran denkt.

WAS EINE FRAU ERREGT

Frauen lieben hübsche, feine Spitzenwäsche und finden sie erotisch. Viele behalten zu Beginn des Vorspiels gerne Unterrock, Strümpfe, Strapse, Slip, BH oder Mieder an und sehen es auch gerne, wenn ihr Partner bestimmte Kleidungsstücke anbehält (aber nicht die Socken). Angedeutete Nacktheit beflügelt die Phantasie.

Sehr vielen Frauen ist es am liebsten, wenn der Partner sie entkleidet, weil sie dann ihren Körper zeigen können, ohne zu aktiv zu sein.

Andere Frauen stört es nicht, sich vor dem Partner auszuziehen. Wenn sie es geschickt tun (es macht Spaß, vor dem Spiegel zu üben), ist die erotische Wirkung stark, besonders deshalb, weil sie nicht mehr passiv sind, sondern sich aktiv zur Schau stellen. Sie wollen den Partner erregen, und das weiß er.

KÜSSEN

Der erste Ausdruck der Liebe ist sehr oft ein Kuss. Einerlei, was uns beim Sex Spaß macht – Küssen ist stets eine der sinnlichsten Zärtlichkeiten. Der Mund ist sehr empfindlich und beweglich und kann auf verschiedene Weise Lust bereiten. Mit dem Mund können wir zugleich berühren und schmecken.

Küsse können zart, leicht, lang, leidenschaftlich, tief, heiß und sogar grob sein. Wenn die Partner sich sehr zugetan sind, können Küsse den Sex imitieren: Die Zunge dringt mit der gleichen rhythmischen Kraft in den Mund ein wie der Penis in die Scheide.

Es gibt unendlich viele Arten von Küssen – mit offenen oder geschlossenen Lippen, trocken oder feucht, mit oder ohne Bewegung, forschend oder zart. Außerdem können wir jeden Teil des Körpers küssen. Wenn Sie die erogenen Zonen des Partners küssen, vor allem die Genitalien, so kann dies der intimste und erregendste Teil des Vorspiels sein und diese Küsse können die heftigsten Reaktionen auslösen. Für manche Menschen sind Küsse notwendige Begleiter des Orgasmus, der durch sie tiefer und leidenschaftlicher wird.

Heftige sexuelle Reaktion
Ein Kuss kann sehr erregend sein. Frauen spüren ihn in den Brüsten und Genitalien, und er kann sogar einen Orgasmus auslösen.

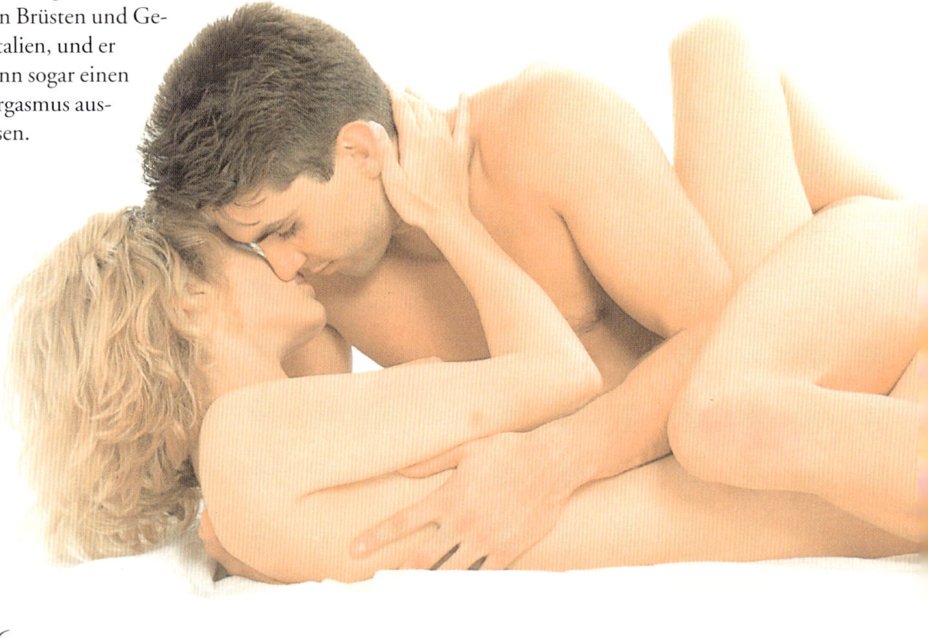

— WAS MÄNNER MÖGEN —

Obwohl manche Männer das Küssen immer noch für „unmännlich“ halten, genießen die meisten den Körperkontakt, den er mit sich bringt. Allerdings begnügen die wenigsten sich mit Küssen, wenn Sex möglich ist, und ein Kuss, mit dem die Frau nur Zuneigung ausdrücken will, wird oft als Einladung zu mehr Intimität missverstanden.

Männer küssen gerne leidenschaftlich. Wenn Sie Ihren Partner im Nacken, hinter den Ohren und auf die Augenlider küssen, gerät er fast immer in Erregung. Stimulieren Sie seine Lippen, seine Zunge und seinen Mund mit tiefen, sinnlichen Küssen. Lassen Sie Ihre Zunge in seinem Mund tänzeln, und spielen Sie mit seiner Zunge.

Auch sanftes Beißen und Knabbern kann sehr erotisch sein; aber es ist ratsam, dabei die Genitalien zu verschonen, da sie leicht verletzlich und sehr schmerzempfindlich sind. Manche Männer mögen es, wenn die Partnerin ihre Brustwarzen küsst und leckt und daran knabbert und saugt, und die meisten lieben Küsse auf den Penis besonders (siehe Fellatio S. 60).

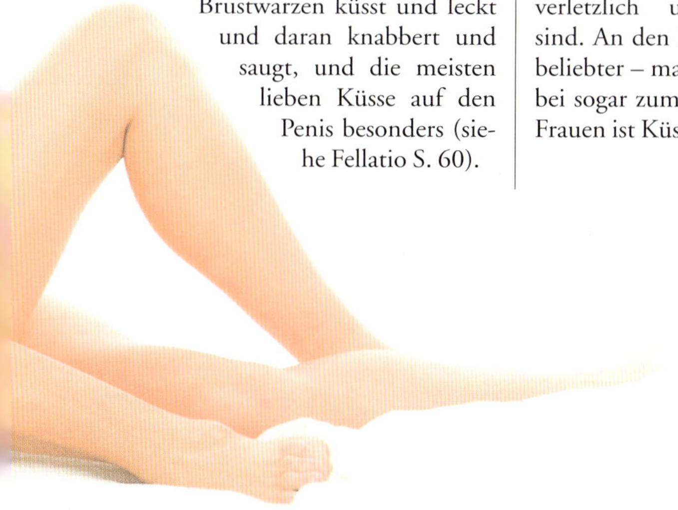

— WAS FRAUEN MÖGEN —

Frauen küssen sehr gerne und die meisten bekommen nicht genug davon – zu viele Männer widmen sich zu früh den Genitalien, anstatt sich ihnen allmählich mit Küssen zu nähern. Küssen Sie die Ohren, den Hals, die Schultern und Brüste, den Bauch und die Innenseiten der Schenkel, die Knie und Füße Ihrer Partnerin. Auch Frauen küssen, um den Sex einzuleiten und den Partner richtig zu erregen.

Schlichte Küsse auf die Lippen können köstlich sein; aber viele Frauen genießen tiefe Zungenküsse und harte, lange Küsse auf den Mund. Sie können Ihre Partnerin fast immer erregen, wenn Sie den Nacken, das Haar, die Ohren, Wangen und Augenlider küssen. Tiefe, sinnliche Küsse stimulieren die Lippen, die Zunge und den Mund. Lassen Sie die Zunge im Mund der Partnerin kreisen und spielen Sie mit ihrer Zunge.

Sanftes Beißen und Knabbern kann ebenfalls sehr erotisch sein; aber es ist ratsam, die Genitalien zu verschonen, da sie verletzlich und schmerzempfindlich sind. An den Brüsten ist sanftes Saugen beliebter – manche Frauen kommen dabei sogar zum Orgasmus. Und für viele Frauen ist Küssen ein Selbstzweck.

Erogene Zonen

Entdecken Sie die erogenen Zonen Ihres Partners liebevoll und rücksichtsvoll, nicht mechanisch. Jede Frau sollte versuchen, möglichst viel über den Körper ihres Partners herauszufinden, und jeder Mann sollte herausfinden, was seiner Partnerin Lust bereitet. Beide sollten lernen, einander allmählich zu erregen und durch Berühren bestimmter Körperteile Lustgefühle auszulösen.

Wenn Sie den Körper des Partners küssen und streicheln, sollte er Ihnen immer sofort sagen, was er dabei empfindet, und Sie sollten stets Ihre wachsende Erregung zeigen. Dieses Feedback ist die Voraussetzung für ein erfolgreiches Liebesspiel.

Bei Männern und Frauen beginnt die Stimulation der erogenen Zonen an den Händen und Fingern; aber Berührungen mit den Lippen und der Zunge sind natürlich noch erregender. Sie können streicheln, tätscheln und reiben und gelegentlich einen leichten Klaps hinzufügen.

Männer genießen es, wenn die Partnerin sie mit den Brüsten und Brustwarzen liebkost; Frauen finden Berührungen mit dem Penis am wirksamsten, vor allem mit der Eichel, die für sie ein Wunder der Weichheit und Härte ist.

Die erogenen Zonen des Mannes

Abgesehen von den erogenen Zonen, die sie mit Frauen gemeinsam haben – zum Beispiel die Lippen, das Gesicht und die Fingerspitzen –, gibt es am Körper des Mannes noch andere Stellen, die beim Berühren Lustgefühle auslösen: die Schultern, die Handflächen, der Rücken, die Brust und die Brustwarzen. Wenn Sie seine Brustwarzen streicheln und daran saugen, werden sie steif – ein Zeichen der Erregung.

Die gesamte Genitalregion des Mannes reagiert auf die leiseste Berührung empfänglich. Die Stelle gleich hinter der Peniswurzel zwischen Penis und Anus (unterhalb der Prostata) ist sehr empfindlich. Hier kann bereits eine feinfühlige, zarte Berührung Lustgefühle oder gar einen Orgasmus auslösen.

Gehen Sie mit den Hoden vorsichtig um, sie sind sehr schmerzempfindlich. Der Penis ist zweifellos die sensitivste erogene Zone, er kann das intensivste Lustgefühl auslösen. Der gesamte Schaft des Gliedes ist empfindlich, aber die Eichelspitze besitzt die meisten Nervenenden. Auch das Frenulum ist extrem sensitiv, ebenso der Bereich knapp hinter der Öffnung.

Die meisten Männer mögen es, wenn ihr Gesäß gestreichelt wird, und manche genießen Klapse oder leichte Schläge. Der Anus reagiert ebenfalls heftig auf Berührungen.

DIE EROGENEN ZONEN DER FRAU

Anders als beim Mann ist der ganze weibliche Körper eine erogene Zone und reagiert auf Berührungen, Streicheln und Küsse. An manchen Stellen ist eine Stimulation jedoch besonders lustvoll. Jede Frau hat ihre eigenen erogenen Zonen.

KÖRPERTEILE

Das Gesicht der Frau hat mehrere erogene Zonen: Haaransatz, Stirn, Schläfen, Augenbrauen, Augenlider und Wangen. Die meisten Frauen bevorzugen hier sanfte Liebkosungen. Eine der empfindlichsten Stellen ist der Mund; er lässt sich mit Fingerspitzen und Lippen leicht stimulieren und kann den ganzen Körper samt den Genitalien „entzünden". Andererseits sprechen der Mund, die Brüste und die Genitalien oft auf die Stimulation eines anderen Körperteils an.

Die Ohrläppchen reagieren überaus sensitiv auf sanftes Liebkosen – manche Frauen kommen dabei sogar zum Orgasmus. Der Hals, vor allem der Nacken und die Seiten, ist ebenfalls empfindlich. Das gleiche gilt für Arme, Achselhöhlen, Hände, Rücken, Hüften und Bauch.

Extrem sensitiv ist die Nabelgegend. Die meisten Frauen genießen es, wenn sie mit den Fingerspitzen, den Lippen oder dem Penis an den Beinen, vor allem an der Innenseite der Oberschenkel, gestreichelt werden.

DIE EMPFINDLICHSTEN STELLEN

Bei den meisten Frauen spielen die Brüste eine wichtige Rolle bei der sexuellen Erregung. Saugen, Knabbern, Lecken, Streicheln und sanftes Drücken lösen eine Erektion der Brustwarzen aus – ein sicheres Zeichen der Erregung. Allerdings reagiert jede Frau anders auf Stimulationen und der Partner muss herausfinden, was ihr gefällt und was sie nicht mag.

Zu den erogensten Zonen der Frau gehört der Damm, der zahlreiche Nervenenden enthält. Wenn Sie die ganze Hand darauf legen – wobei die großen Labien geschlossen sind –, können Sie Ihre Partnerin sehr schnell in Erregung versetzen, indem Sie die Stelle kräftig drücken oder massieren.

Sowohl die kleinen als auch die großen Labien sind ebenfalls reichlich mit Nerven versehen. Die kleinen Labien sind jedoch viel empfindlicher als die großen, vor allem wenn Sie mit dem Finger die Innenseite streicheln. Wenn Sie die Lippen zusammendrücken und mit den Fingern kräftig alle empfindlichen Stellen der Vulva massieren, wird Ihre Partnerin wahrscheinlich sehr erregt. Die Klitoris ist der empfindlichste Teil des weiblichen Körpers. Stimulieren Sie sie sanft und geschickt, ohne Hast. Viele Frauen mögen es besonders, wenn Sie dazu die Eichel benutzen.

Wie der Mund besitzt auch der Scheideneingang viele Nervenenden und reagiert prompt auf Berührungen, vor allem mit der Eichel. Manche Frauen geraten in Ekstase, wenn der Partner die Scheide mit den Lippen und mit der Zunge liebkost.

Der Po ist eine weitere erogene Zone und lässt sich durch Tätscheln, Reiben oder leichte Klapse gut stimulieren.

PETTING

Einerlei, ob Geschlechtsverkehr geplant ist oder nicht – wenn ein Mann zärtlich wird, berührt, küsst und liebkost er früher oder später die Brüste, die Brustwarzen und die Klitoris der Partnerin und ermutigt sie, das gleiche mit seinem Penis zu tun. Petting, das Liebesspiel mit den Fingern, ist mehr als romantisch, es ist wichtig, um die Spirale der Erregung in Gang zu setzen, ohne die kein befriedigender Sex möglich ist.

— WAS MÄNNER MÖGEN —

Küsse sollten zur Liebkosung des ganzen Körpers überleiten. Leidenschaftliches Küssen, Saugen und Streicheln ist angenehm, und wenn Sie mit den Händen oder anderen Körperteilen verführerisch seine nackte Haut reiben, lösen Sie auch starke Empfindungen aus.

Männer geraten leicht in Erregung, wenn ihre Genitalien stimuliert werden (allerdings ist eine Frau daran interessiert, das Vorspiel zu verlängern und die Genitalien erst kurz vor dem Eindringen zu berühren). Viele Männer genießen es, wenn ihr Gesäß gestreichelt, geknetet oder geküsst wird, und viele mögen es auch, wenn die Partnerin ihr Skrotum und ihre Hoden hält oder sanft drückt. Dieses Crescendo der Lust kann den Mann ohne Penetration zum Orgasmus bringen.

Petting ist hochwirksam. Die sexuelle Stimulation veranlasst die Epiphyse, ein Hormon ans Blut abzugeben, das die Hormonproduktion der Hoden steigert. Dadurch gerät der Mann in Erregung. Auch der Hypothalamus sondert daraufhin mehr Hormone ab. Die Folge ist, dass die Erregung immer mehr zunimmt, und es liegt im Interesse der Partnerin, dass sie nicht abflaut.

— WAS FRAUEN MÖGEN —

Petting ist bei Frauen unter anderem deshalb so beliebt und wirksam, weil es sie auf den Geschlechtsverkehr vorbereitet. Dieser ist für Frauen nur dann ein Genuss, wenn sie genügend stimuliert wurden und die Vagina feucht und glatt ist. Wird der Ausstoß von Hormonen nicht durch Küssen, Streicheln und Petting erhöht, kann der Sex für die Frau sehr unangenehm sein. Den meisten Männern ist nicht klar, wie lange das dauert, weil ihre Erektion viel schneller zustande kommt.

Küsse sollten zur Stimulation des ganzen Körpers überleiten. Den meisten Frauen ist es lieber, wenn der Partner zunächst nicht die Brüste und Genitalien berührt; sobald sie erregt sind, genießen sie auch das Streicheln der Brust und der Gesäßbacken. Gehen Sie behutsam mit den Brüsten um; erst wenn die Frau sehr erregt ist, genießt sie intensiveres Küssen, Saugen und Streicheln. Die meisten Frauen lassen sich gerne den Po streicheln und kneten, einige mögen auch sanfte Küsse. Erst wenn sie genügend erregt sind, möchten sie, dass der Partner ihre Genitalien berührt. Frauen haben unterschiedliche Bedürfnisse; doch die meisten ziehen zunächst sanftes Streicheln der Genitalien vor. Eine kräftigere Stimulation ist erst erwünscht, wenn der Orgasmus naht.

MASSAGE

Sexuelle und nicht-sexuelle Berührungen, also alle Formen von vertrautem zärtlichen Körperkontakt, sind für eine befriedigende sexuelle Beziehung sehr wichtig. Auch wenn Sie mit Ihrem Liebesleben zufrieden sind, kann Massage Ihre Freude vergrößern.

Massage ist wichtig, weil sie nicht nur entspannt und Ihnen die Gelegenheit gibt, über Berührungen nachzudenken und sie zu genießen, sondern auch die Sinne für die Reaktionen des Körpers schärft und somit die Lust steigert. Manche Menschen erleben diese konzentrierte Achtsamkeit während der Massage zum erstenmal.

Massage ist besonders wichtig für Frauen, weil sie genau die gleiche Wirkung haben kann wie Küsse und andere Zärtlichkeiten beim Vorspiel. Sie sorgt dafür, dass mehr Sexhormone ins Blut gelangen und bereitet den Körper auf den Geschlechtsakt vor. Sie nützt aber auch Männern mit Potenzproblemen.

Die Massage hilft Ihnen herauszufinden, welche Berührungen für Sie lustvoll sind. Seien Sie also nicht voreingenommen. Männer und Frauen sind oft überrascht, wie sinnlich und äußerst erregend die Massage bestimmter Körperteile sein kann, selbst wenn es sich dabei keineswegs um erogene Zonen handelt.

EIN MAXIMUM AN LUST

Den Körper des geliebten Menschen – jeden Quadratzentimeter – kennen zu lernen ist eines der angenehmsten gemeinsamen Erlebnisse und es lohnt sich, sich dafür Zeit zu nehmen. Sorgen Sie dafür, dass Sie nicht gestört werden und dass das Zimmer warm ist. Sanftes Licht und entspannende Musik im Hintergrund schaffen ein passendes Ambiente für die Massage zu zweit. Benutzen Sie ein nicht zu weiches Bett, eine bequeme Couch oder den gut gepolsterten Fußboden.

Beide Partner nehmen eine bequeme Position ein und sollten unbekleidet sein. Massieren Sie mit warmen Händen, am besten mit etwas Öl. Konzentrieren Sie sich auf die Massage und auf die Reaktionen des Partners. Wenn Sie massiert werden, genießen Sie jede Minute.

Beginnen Sie mit einer sanften, forschenden Massage des ganzen Körpers außer den Genitalien und Brüsten. Dadurch wird die Massage sinnlicher und entspannter. Natürlich können Sie später Brüste und Genitalien berühren und das kann so erregend sein, dass Sie den Geschlechtsakt nicht mehr hinausschieben wollen.

MASTURBATION

Die meisten Männer und Frauen lernen ihre Sexualität durch Masturbation kennen, mit der sie gewöhnlich im Alter von 10 oder 11 Jahren beginnen. Jungen greifen oft schon im ersten Lebensjahr nach ihrem Penis, jedoch nur, weil er ein „Anhängsel" am Körper ist. Wenn Drei- oder Vierjährige mit ihrem Körper spielen, so ist das zwar ein angenehmes, aber kein sexuelles Erlebnis. Mit 5 oder 6 Jahren folgen oft „Doktorspiele"; doch erst wenn Geschlechtshormone produziert werden, beginnt das Masturbieren um der sexuellen Lust willen. Das geschieht frühestens mit 10 oder 11 Jahren: Manche fangen viel später damit an, vielleicht erst als Teenager oder junge Twens.

Nur durch eigene Experimente lernen wir, was uns die größte Lust bereitet. Aber es ist wichtig, darüber mit einem Partner zu reden und gemeinsam zu experimentieren.

Für die meisten Menschen sind autoerotische Erfahrungen etwas sehr Privates und die Masturbation ist für Paare eines der heikelsten Themen. Manche Menschen reden nicht gerne darüber, weil sie glauben, sie müssten genau beschreiben, was sie tun. Das ist jedoch nicht notwendig; es genügt, wenn Sie dem Partner sagen, was Sie dabei empfinden.

Autoerotik beschränkt sich natürlich nicht auf die Stimulation der eigenen Genitalien. Es gibt noch viele andere autoerotische Erlebnisse, zum Beispiel ein langes, sinnliches Bad oder schon das Gefühl, das der Wind im Haar oder die Sonne auf der Haut auslöst. Denken Sie also nicht nur an Sex, wenn von Autoerotik die Rede ist. Lassen Sie sich von einem klaren, sonnigen Wintermorgen, einem Spaziergang am Strand oder einem Bad im Meer stimulieren.

EINSTELLUNGEN ZUR MASTURBATION

Viele Frauen halten Masturbation für unnatürlich, eklig und Zeitverschwendung. Sie verstehen nicht, warum andere es selbst dann tun, wenn sie einen Partner haben. Die meisten Männer sind anderer Meinung, auch wenn sie es nicht unbedingt zugeben.

Masturbation vor oder mit einem Partner kann überaus lustvoll und erregend sein, besonders am Ende eines langen Vorspiels. Unterschiedliche Einstellungen lassen sich nur überbrücken, wenn Sie offen mit dem Partner reden und Ihre Gefühle ausdrücken. Vielleicht sind Sie schockiert; aber es könnte auch sein, dass Sie beide die Idee reizvoll finden.

Über Selbstbefriedigung wird viel Unsinn geredet. Wichtig ist, dass sie nicht schadet, es sei denn, Sie haben ein schlechtes Gewissen. Betrachten Sie die Masturbation als hervorragende Gelegenheit zum Selbststudium Ihres Körpers und seiner Reaktionen.

Gehen Sie unbefangen damit um, ohne Hast und ohne Schuldgefühle. Selbstbefriedigung kann sehr intensive Orgasmen auslösen und sie ist eine Möglichkeit, sexuelle Skrupel abzubauen und selbstsicherer zu werden.

Das alles soll nicht bedeuten, dass Sex mit dem Partner weniger gut ist oder dass der Partner unfähig ist, Ihre Genitalien so zu stimulieren, wie Sie es mögen. Bei vielen Paaren ist die sexuelle Begegnung am aufregendsten, wenn sie während des Geschlechtsakts oder davor gemeinsam masturbieren.

— WAS MÄNNER MÖGEN —

Männer betrachteten ihre Masturbation schon immer als ein Geheimnis, vor allem gegenüber Frauen. Selbst Ehefrauen dürfen selten zusehen. Aber wenn Sie nicht wissen, wie Ihr Partner sich selbst befriedigt, ist es schwierig für Sie, ihn zu befriedigen. Sie lernen am besten, was ihm Spaß macht, wenn Sie zusehen und reden.

Das sexuelle Interesse des Mannes gilt vor allem der Eichel seines Penis. Frauen haben viel mehr zur Auswahl (nicht nur Schaft und Eichel der Klitoris sind hochempfindlich, sondern auch die Labien, die Scheidenöffnung und die Scheide). Die Berührung des Skrotums und der Hoden ist für einen Mann nicht so erregend wie die Stimulation der Labien oder des Scheideneingangs für Frauen.

Ein Mann konzentriert sich auf die Eichel und das Frenulum; der Penisschaft ist nicht sehr empfindlich, sodass er die Hand rhythmisch auf und ab bewegen kann.

— WAS FRAUENMÖGEN —

Wenn ein Mann herausfinden will, wie eine Frau stimuliert werden möchte und wie viel Stimulation sie braucht, sollte er sich darüber informieren, wie Frauen sich selbst befriedigen. Manche Frauen ziehen es vor, sich vom Partner masturbieren zu lassen, vor allem wenn Sie Gewissensbisse haben. Viele Frauen tun es zu bestimmten Zeiten, etwa während der Menstruation, verschweigen es aber dem Partner. Andere genießen es öfter, um sexuelle Spannungen abzubauen. Da eine Frau nur durch direkte und längere genitale Stimulation zum Orgasmus kommt, ist Masturbation während des Geschlechtsaktes für manche Frauen eine Art „Orgasmusgarantie".

Nur etwa 30 Prozent aller Frauen haben beim Geschlechtsakt einen Orgasmus – mit Selbstbefriedigung schaffen es über 80 Prozent. Auch deshalb ist Masturbation völlig natürlich.

MASTURBIEREN MACHT SPASS

Masturbation ist eine Möglichkeit von vielen, die sexuelle Lust eines Paares zu steigern. Jeder Aspekt der Sexualität kann davon profitieren. Dennoch sind Sie nicht abnorm, wenn Sie nicht masturbieren!

Denken Sie daran, dass Selbstbefriedigung dem Sex mit einem Partner nicht schadet. Es gibt sogar Hinweise darauf, dass Menschen, die ohne Schuldgefühle masturbieren, ihre Sexualität ungezwungener ausdrücken, denn sie kennen ihre sexuellen Bedürfnisse besser und genießen den Sex mehr als Leute mit schlechtem Gewissen. Zudem ist Selbstbefriedigung eine gute Alternative für Frauen, die hochschwanger sind, vor kurzem geboren haben oder an den Geschlechtsorganen operiert wurden oder einen impotenten Partner haben.

KANN EIN MANN ZUVIEL MASTURBIEREN?

Manche Männer masturbieren einmal im Monat, andere zwei- oder dreimal am Tag. Fast alle machen sich Gedanken über mögliche Schäden durch übertriebene Selbstbefriedigung; doch jeder Mann ist der Meinung, dass er nicht zu denen gehört, die übertreiben. Wer einmal im Monat masturbiert, hält zweimal in der Woche für exzessiv und für eine mögliche Ursache von Geisteskrankheiten. Wer täglich zwei- oder dreimal masturbiert, findet fünf- oder sechsmal täglich übertrieben. Kein Mann fürchtet, dass sein eigenes Verhalten das normale Maß überschreitet, einerlei, wie oft er sich selbst befriedigt.

Es gibt keine medizinischen Anhaltspunkte dafür, dass Masturbation, unabhängig von ihrer Häufigkeit, zu Geisteskrankheiten führt. Es könnte sogar sein, dass Männer zu selten und nicht ausgiebig genug masturbieren! Mehr Lust, mehr Sinnlichkeit und bessere Selbstbeherrschung sind nämlich die positiven Folgen der Masturbation.

KANN EINE FRAU ZUVIEL MASTURBIEREN?

Bei den meisten Frauen leitet die Masturbation den Sex ein. Nur wenige Frauen kennen ihre Genitalien genau und wissen, wo sie stimuliert werden möchten. Selbstbefriedigung hilft dem Mädchen, seine Sexualität kennen zu lernen, Präferenzen zu entwickeln und meist auch, den ersten Orgasmus zu erleben.

Frauen fällt es oft schwerer als Männern, zum Orgasmus zu kommen, und meist erfahren sie durch Masturbieren, was schön und erregend ist und was ihre Hemmungen und Ängste abbaut. Wenn eine Frau einmal auf diese Weise einen Orgasmus erlebt hat, fällt es ihr künftig leichter.

Selbstbefriedigung ist auch für ältere Frauen wichtig. Sie macht die Vagina feuchter und lindert Schmerzen, deren Ursache eine trocken Scheide ist. Einerlei, ob Sie schon immer masturbiert haben oder erst seit dem Verlust des Partners – Selbstbefriedigung ist ein idealer und einfacher Weg zum Orgasmus und sie verlängert Ihr sexuell aktives Leben.

WAS MÄNNER TUN

Ein Mann lernt nur durch Experimente, wie er stimuliert werden möchte. Einige Männer berühren nur leicht die Eichel, manche reiben den ganzen Schaft so heftig, dass andere dabei Schmerzen hätten. Manche stimulieren nur die Eichel, entweder deren oberen Teil mit dem Frenulum oder die ganze entblößte Eichel. Die meisten ziehen es aber vor, den Penisschaft zu bearbeiten, wobei die Schnelligkeit, das Ausmaß und die Intensität der Bewegung individuell verschieden sind.

Viele Männer masturbieren falsch: Sie versuchen, es möglichst rasch hinter sich zu bringen und verwenden eine falsche Technik. Das kann später zu Problemen führen; denn einige Männer setzen mit der Zeit Masturbation und Ejakulation unbewusst mit dem schnellen Abbau von Spannungen gleich.

Kurz vor der Ejakulation steigern die meisten Männer das Tempo und massieren den Penisschaft so schnell wie möglich. Während der Ejakulation hören sie in der Regel ganz auf oder stimulieren das Glied nur noch langsam. Die Eichel ist nämlich nach der Ejakulation sehr empfindlich (was Frauen meist gar nicht gefällt, weil sie in der Regel ganz andere Bedürfnisse haben; siehe rechts). Es kann für einen Mann unangenehm sein, wenn die Partnerin nach der Ejakulation das Glied weiter mit der Hand oder mit Bewegungen des Beckens stimuliert.

Manche Männer reiben die Hand gerne mit einem Gleitmittel ein. Vaseline, eine Hand- oder Körperlotion oder ein Massageöl kann das Erlebnis in der Tat angenehmer machen.

WAS FRAUEN TUN

Jede Frau masturbiert anders, aber kaum eine reibt die Eichel der Klitoris, weil diese oft zu empfindlich reagiert, vor allem nach dem Orgasmus. Der Partner sollte die Eichel daher erst wieder berühren, wenn die Partnerin es wünscht. Manche Frauen bewegen den ganzen Körper, andere liegen ziemlich still da und überlassen die Arbeit den Händen.

Die meisten Frauen, die die Klitoris stimulieren, berühren nur deren Schaft, und zwar die rechte Seite, wenn sie Rechtshänderin sind und die linke, wenn sie Linkshänderin sind. Viele wechseln auch die Seiten, weil sich bei intensiver Stimulation sonst ein Taubheitsgefühl einstellt.

Nur sehr wenige Frauen konzentrieren sich allein auf die Klitoris; die meisten stimulieren den ganzen Venushügel. Auch der Damm wird dabei sehr sensitiv und die kleinen Labien können ebenfalls eine Quelle der Lust sein.

Beim Masturbieren streicheln die meisten Frauen den Schaft der Klitoris ohne Pause bis zum Ende des Orgasmus. Männer hören dagegen nach der Ejakulation auf, das Becken zu bewegen, sodass die Frau beim Koitus möglicherweise nicht zum Orgasmus kommt. Im Gegensatz zum Mann begnügt sich eine Frau, die häufig masturbiert, nicht mit einem einzigen Orgasmus, sondern genießt mehrere Höhepunkte bis zur Erschöpfung.

Manche Frauen wälzen sich auf einem Gegenstand oder spannen die Muskulatur des Damms bis zum Orgasmus an. Diese und andere Methoden sind schwer in den Koitus zu integrieren, sodass diese Frauen sich umstellen müssen, wenn sie einen Partner haben.

SO STIMULIEREN SIE EINE FRAU

Mit den Fingern, der Handfläche und den Handballen können Sie die stärksten Lustgefühle im Bereich der Klitoris auslösen. Machen Sie die Finger mit Scheidensekret, Speichel oder Creme (siehe S. 63) glitschig. Geeignet sind kreisförmige oder vibrierende Bewegungen.

Legen Sie die Hand über die Klitoris, üben Sie mit den Fingern oder mit der Handfläche sanften Druck aus und bewegen Sie die Hand kreisförmig.

Ziehen Sie dann die Hand hinauf, sodass der Handballen oben an der Vulva über der Klitoris liegt und zum Teil auf dem Schambein ruht, wo Sie beim Reiben fester drücken können.

Sie können auch die Handfläche auf den Venushügel legen und sanft drücken. Die Finger liegen über der Klitoris und bewegen sich kräftig und kreisförmig.

Oder legen Sie die gewölbte Hand auf die Vulva und lassen Sie sie rasch vibrieren, während die Finger auf der Klitoris hin und her gleiten. Halten Sie die Hand dann still, legen Sie einen Finger an beide Seiten der kleinen Labien und bewegen Sie die Finger vibrierend hin und her. Drücken Sie die Finger kräftig durch die fleischigen Falten und reiben Sie beide Seiten der Labia minora an der Basis der Klitoris.

Die meisten Frauen haben es gern, wenn ein Finger in die Vagina eindringt, während die Klitoris stimuliert wird. Führen Sie den Mittelfinger (mit kurzem Nagel) in die Scheide ein und krümmen Sie die anderen Finger, sodass die Knöchel weiter gegen die Klitoris drücken. Sie können den Finger sanft vor und zurück schieben und Druck auf die vordere Scheidenwand ausüben; oder reiben Sie die Klitoris mit der Eichel des Penis.

STIMULIEREN SIE IHRE PARTNERIN

Die Klitoris ist zart und empfindlich. Indirekter Druck ist meist angenehmer als direkter Druck.

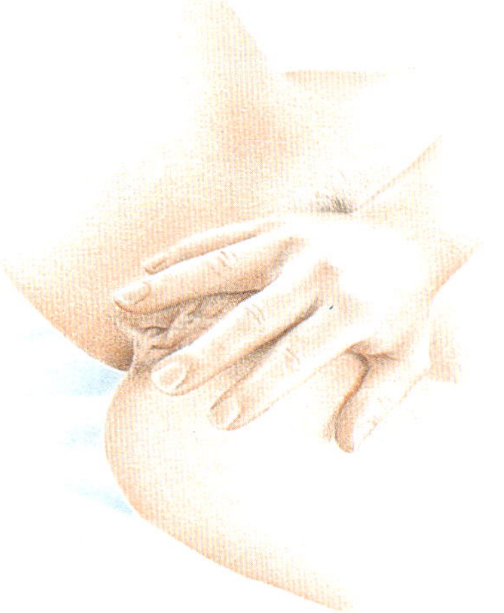

1 Legen Sie die Hand auf den Damm oder auf die Vulva und üben Sie mit sanftem Druck kleine, kreisförmige Bewegungen aus.

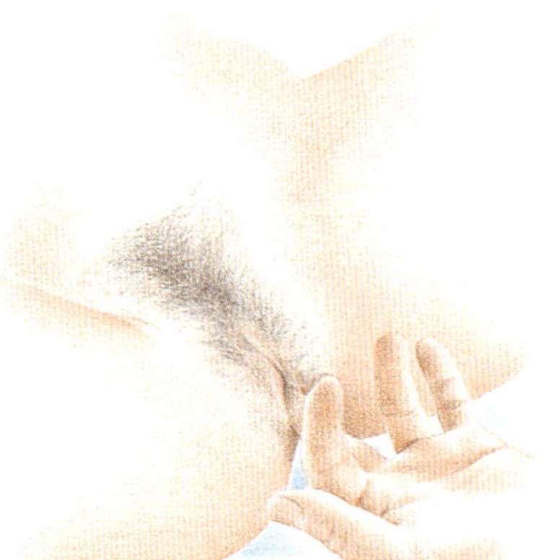

2 Wenn die Scheide genügend feucht ist, führen Sie einen Finger ein und bewegen ihn sanft hin und her, ohne den Kontakt mit der Klitoris zu verlieren.

SO STIMULIEREN SIE EINEN MANN

Eine gute Sexpartnerin muss wissen, wie sie den Penis stimuliert – das ist eine der wichtigsten Fähigkeiten. Vor allem ältere Männer brauchen oft diese direkte Stimulation, um eine Erektion zu bekommen; aber auch jüngere Männer haben ihre Freude daran. Mit diesen Techniken können Sie den Koitus vorbereiten oder ersetzen. Rollen Sie den Penis zwischen den Händen, streicheln Sie ihn mit den Fingern, drücken Sie ihn rhythmisch, reiben Sie das Frenulum mit den Fingerspitzen oder liebkosen Sie den Penis zwischen den Brüsten. Um die Wirkung zu verstärken, nehmen Sie ein Gleitmittel, vor allem wenn der Partner Erektionsprobleme hat (siehe S. 63).

Legen Sie sich neben den Partner und packen Sie den Penis fest mit dem Daumen oben in der Nähe seines Nabels. Bewegen Sie die Hand rhythmisch auf und ab, wobei Sie den stärksten Druck am empfindlichen oberen Teil des Gliedes ausüben. Testen Sie, ob ihm lange oder kurze Bewegungen lieber sind. Ein langsames Tempo verlängert das Vergnügen, ein schnelles steigert die Lust und löst den Orgasmus früher aus.

Kurz vor dem Orgasmus spannen sich die Muskeln an, vor allem in den Oberschenkeln, und der Partner atmet schneller. Die Hoden werden nach oben gezogen und können anschwellen. Die Eichel wird dunkler und etwas größer. Manchmal sickern ein oder zwei Tropfen eines Sekrets aus der Öffnung.

Setzen Sie die Stimulation fort, bis die Ejakulation beendet ist und der Partner sich entspannt. Danach möchten die meisten Männer für eine Weile nicht mehr am Penis berührt werden.

STIMULIEREN SIE IHREN PARTNER

Alle Männer genießen die gefühlvolle Stimulation des Penis sehr, meist aber nur bis zur Ejakulation.

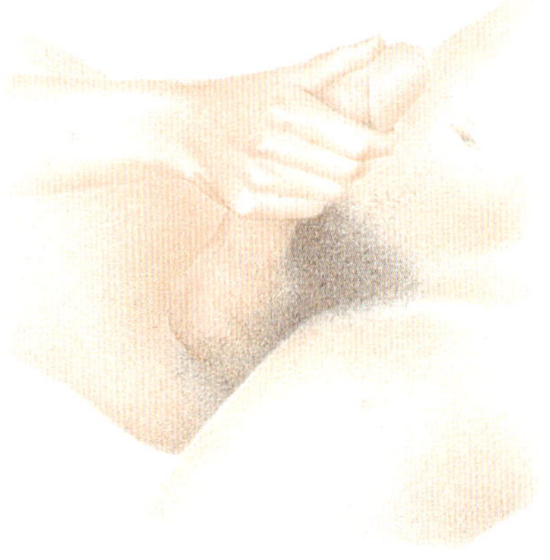

1 Halten Sie den Penis knapp unterhalb der Eichel. So stimulieren Sie die Unterseite des Gliedes sowie Eichel und Frenulum optimal.

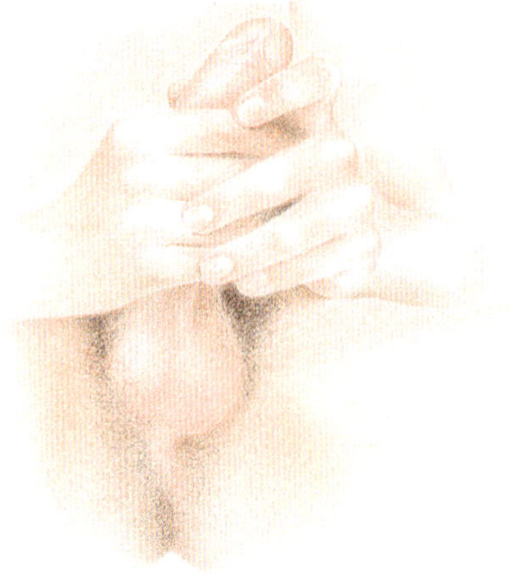

2 Ihr Partner kann den Rhythmus bestimmen, wenn er seine Hand über Ihre legt. Packen Sie den Penis und bewegen Sie Ihre Hand am Schaft rhythmisch auf und ab, schnell oder langsam, wie der Partner es mag.

Oraler Sex

Fellatio – das Lutschen des Penis mit oder ohne Ejakulation – ist fast immer die wirksamste Art, einen Mann zu stimulieren. Alle Männer finden es sehr lustvoll.

Männer sind der Meinung, dass der Mund ähnlich wie die Vagina stimuliert, aber noch intensiver, weil auch die Zunge aktiv wird. Der Mund eignet sich hervorragend dafür, Lust zu bereiten. Er kann streicheln, küssen, lecken, tasten und eindringen. Außerdem ist er zu vielen verschiedenen Empfindungen fähig; er nimmt zum Beispiel den Geschmack der einzelnen Körperteile wahr.

Cunnilingus, die Stimulation der Vagina und der Klitoris mit dem Mund und der Zunge, ist für sehr viele Frauen lustvoll. Die Zunge ist weicher und vielseitiger als die Finger. Die meisten Männer sind zum Cunnilingus bereit, wenn auch nicht immer begeistert davon.

Zweifellos ist oraler Sex eine überaus intime Erfahrung und setzt größeres Vertrauen voraus als andere Arten des Liebesspiels. Er kann sehr schmerzhaft sein, wenn der Partner nicht behutsam vorgeht. Diese Intimität sorgt für eine größere Befriedigung der Partner, weil sie einander völlig akzeptieren müssen. Für manche ist sie der höchste Ausdruck der Liebe.

So macht es Spass

Will die Frau kein Sperma im Mund haben, müssen die Partner vorher absprechen, was sie in diesem Fall tun. Der Mann kann das Glied rechtzeitig aus dem Mund ziehen und die Partnerin setzt dann die Stimulation mit den Händen bis zur Ejakulation fort. Wenn die Frau fürchtet, nicht mehr richtig atmen zu können, sollte sie selbst entscheiden, wie viel Penis sie in den Mund nimmt oder die Wurzel des Gliedes mit der Hand umfassen, um seine Stöße zu dämpfen.

Körpergeruch kann man durch tägliches Baden den Garaus machen. Danach ist der gesunde Duft der sexuellen Erregung angenehm und stimulierend. Eine Frau sollte nicht versuchen, ihren natürlichen Geruch mit Deodorants zu überdecken. Das kann aufdringlich sein und den meisten Männer gefällt der saure Geschmack des Scheidensekrets ohnehin.

Lassen Sie sich nicht dazu verleiten, in ein Geschlechtsorgan zu beißen. Blasen Sie auch nicht hinein – das ist gefährlich – und verzichten Sie auf oralen Sex, wenn Sie Bläschenausschlag oder eine Infektion an den Genitalien haben, am besten auch, wenn Sie Ihren Partner nicht gut kennen. Es gibt Indizien dafür, dass AIDS auf diese Weise übertragen werden kann.

CUNNILINGUS

Manche Männer finden den Cunnilingus sehr erregend, andere praktizieren ihn eher der Partnerin zuliebe. Die Partnerin sollte aber nicht das Gefühl haben, dass Sie eine unangenehme Pflicht erledigen – das würde ihr die Lust verderben. Denken Sie statt dessen daran, dass Sie ihr eine sehr große Freude bereiten und vergessen Sie nicht, mit den Händen ihre Brüste, Oberschenkel und Gesäßbacken zu streicheln, um sie noch mehr zu erregen.

Wenn Ihre Partnerin zögert, versichern Sie ihr, dass Sie es gerne tun, besonders wenn Sie den Eindruck haben, dass sie sich Sorgen wegen des Geruchs oder Geschmacks ihrer Genitalien macht. Das sollte Ihnen leicht fallen, wenn Sie bedenken, dass Sie ebenfalls duften.

WAS IHR AM BESTEN GEFÄLLT

Frauen brauchen direkte Stimulation, um einen Orgasmus zu erreichen. Darum muss der Partner lernen, welche Stellen, welcher Druck und welcher Rhythmus sie am meisten erregt. Die Klitoris ist der empfindlichste Teil des weiblichen Körpers und wird leicht überempfindlich. Es ist oft besser, sich zunächst mit den Labia minora und dem Scheideneingang zu befassen.

Küssen und lecken Sie zuerst ihren Unterbauch und die Innenseite ihrer Schenkel und bewegen Sie sich dann auf den Venushügel zu. Streichen Sie nun mit dem Mund über den Genitalbereich und die fleischigen Falten zur Klitoris. Schieben Sie die Zunge in der Vagina vor und zurück, wenn es der Partnerin gefällt.

Trennen Sie die kleinen Labien mit den Händen, lecken Sie die Klitoris und saugen Sie sanft daran. Lassen Sie dann die Zunge schnell auf der Klitoris vibrieren. So bringen Sie die Partnerin meist rasch zum Orgasmus. Danach möchte sie wahrscheinlich eine Weile nicht mehr stimuliert werden.

Bedecken Sie Ihre Zähne mit den Lippen und beißen Sie nie in die Geschlechtsorgane – das kann sehr schmerzhaft sein. Achten Sie auch darauf, dass Ihre Fingernägel nicht zu lang sind.

Küssen und lecken Sie ihren Bauch, bis Sie am Ziel angelangt sind.

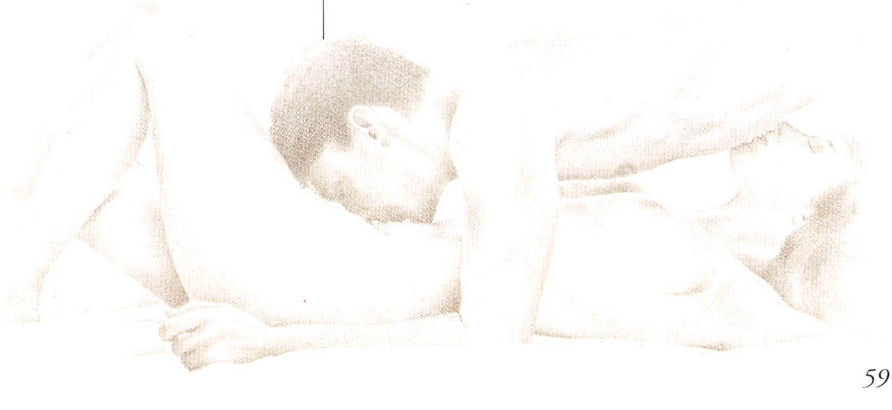

FELLATIO

Ihr Partner entspannt sich am besten, wenn er liegt; aber Sie können auch vor ihm knien, während er steht oder sitzt. Er sollte immer tadellos sauber sein. Baden Sie gemeinsam oder waschen Sie ihn – machen Sie daraus ein Vorspiel. Streicheln Sie ihn mit den Händen, während Sie seinen Penis im Mund haben, um ihn noch mehr zu erregen.

Küssen und lecken Sie das Glied zuerst. Halten Sie dann den Schaft mit einer Hand fest und lassen Sie die Zunge sanft auf der Spitze kreisen. Erforschen Sie nun den Schaft, fahren Sie mit der Zunge über den unteren Rand der Eichel und lassen Sie die Zunge auf dem Frenulum vibrieren.

Bedecken Sie die Zähne mit den Lippen, nehmen Sie die Eichel in den Mund und bewegen Sie den Mund auf und ab. Der Partner kann den Rhythmus mit den Händen auf Ihrem Kopf bestimmen.

Behalten Sie einen stetigen Rhythmus und festen Druck bei. Biegen Sie das Glied beim Lutschen nicht zu weit nach unten; das kann schmerzhaft sein. Der Penis sollte immer nach oben zeigen.

Steigern Sie das Tempo allmählich, bis er dem Orgasmus nahe ist. Wenn Sie kein Sperma im Mund haben wollen, lassen Sie den Penis los und bringen Sie den Partner mit den Händen zum Höhepunkt oder gehen Sie zum Koitus über.

Experimentieren Sie ein wenig. Lassen Sie die Zunge um den Penis wirbeln, während er tief im Mund steckt. Stoßen Sie das Glied hinaus und saugen Sie es dann wieder ein. Das Skrotum ist ebenfalls sensitiv; auch dort können Sie den Mund und die Zunge benutzen.

FELLATIO – SO WIRD'S GEMACHT

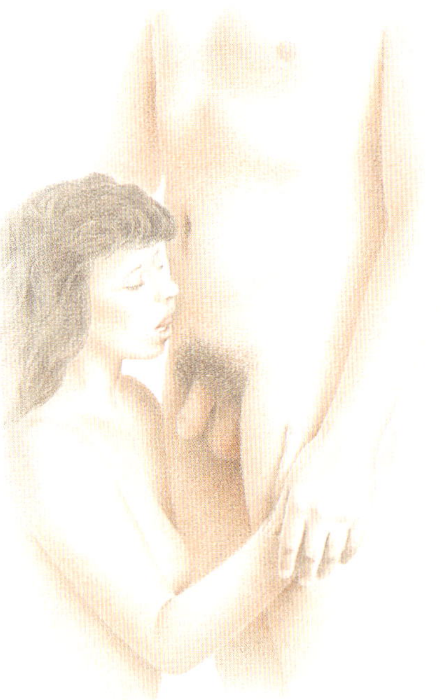

1 Eine Frau kann ihren Partner erregen, indem sie zuerst seinen Bauch, die Schenkel und das Gesäß, dann den Penis und das Skrotum küsst und streichelt.

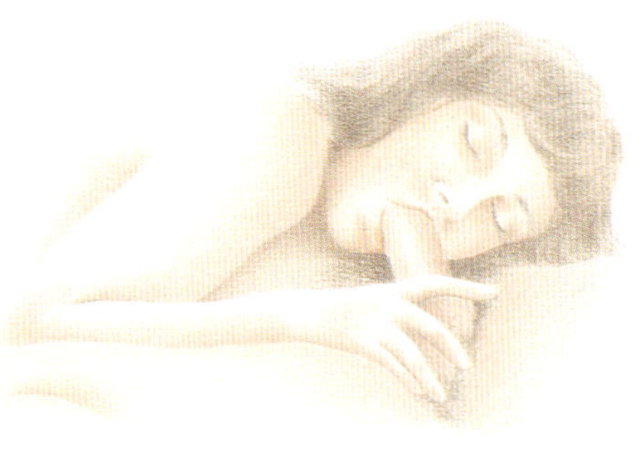

2 Halten Sie den Schaft des Gliedes oder das Skrotum mit einer Hand und stimulieren Sie mit den Lippen und der Zunge die Eichel.

ANALE STIMULATION

Bei vielen Mensch reagiert die Analregion sehr empfindlich auf sexuelle Stimulation, und bei manchen ist sie die wichtigste erogene Zone. Wie der Penis und die Vagina ist sie reichlich mit Nerven ausgestattet. Anale Stimulation kann daher eine starke sexuelle Lust ganz eigener Art hervorrufen und das Liebesspiel vielseitiger machen. Viele halten den Orgasmus während der analen Penetration für besonders köstlich.

Es ist am einfachsten, wenn Sie beim Koitus oder oralen Sex den Anus des Partners berühren. Erregender ist es, wenn Sie einen Finger in den Darm einführen. Schneiden Sie vorher den Fingernagel kurz und fetten Sie den Finger ein. Sie dürfen weder am Finger noch an der Hand eine Infektion haben. Achten Sie auf Hygiene und berühren Sie mit dem Finger, der im Darm war, nicht die Vagina.

Der Mann kann die Spalte zwischen den Gesäßbacken der Partnerin als Ersatz für die Vagina benutzen. Wenn sie die Gesäßmuskeln spannt und mit dem Becken kreist, kann er so zum Orgasmus kommen.

Bei der analen Penetration können Sie sich mit AIDS anstecken, und wenn sie häufiger praktiziert wird, kann der Schließmuskel sich dehnen und Inkontinenz verursachen. Dennoch finden einige Heterosexuelle den Analverkehr verführerisch, nicht nur wegen der besonderen Lustgefühle, die er auslöst, sondern auch, weil er bei vielen verpönt und in manchen Ländern verboten ist.

SO STIMULIEREN SIE EINEN MANN

Wenn Sie die Prostata durch den Darm massieren, können Sie starke Lustgefühle auslösen. Das ist vor allem dann nützlich, wenn die Potenz des Partners nachlässt. Fetten Sie den Finger gut ein (sonst kann es unangenehm werden) und schieben Sie ihn etwa 5 cm in den Enddarm. Stimulieren Sie die Prostata, indem Sie fest und leicht nach unten gegen die vordere Darmwand drücken. Gleichzeitig üben Sie mit dem Handballen kräftigen Druck hinter dem Skrotum aus.

SO STIMULIEREN SIE EINE FRAU

Schieben Sie einen gut eingefetteten Finger in den Enddarm ein oder bewegen Sie ihn hin und her. Der Handballen liegt fest zwischen Anus und Vulva und während Sie damit von außen drücken, sollte die Partnerin das Becken zum Finger hin bewegen, um den Schließmuskel erst zu spannen und dann zu entspannen.

Aus hygienischen Gründen sollten Sie mit dem Finger, der im Darm war, nicht die Vagina berühren. Waschen Sie ihn sofort nach dem Sex gründlich.

HILFSMITTEL BEIM SEX

Männer und Frauen reagieren romantisch und erotisch auf die Umwelt und die Atmosphäre. Sanftes Licht, gedämpfte Farben, leise Musik, angenehme Düfte, melodische Stimmen und weiche, aufregende Wäsche tragen dazu bei, Hemmungen abzubauen. Es gibt jedoch noch viele andere Techniken und Instrumente, die das sexuelle Vergnügen steigern und für manche Menschen sogar notwendig sind.

VIBRATOREN

Die ersten Vibratoren wurden an Dildos angebracht. Dildos, künstliche Penisse, benutzen Männer und Frauen seit Jahrtausenden. Die neuste Variante des herkömmlichen Dildos ist der Vibrator mit Batterie, den man in

MÄNNER UND VIBRATOREN

Es ist unwahrscheinlich, dass ein Vibrator beim Mann eine so explosiv erregende Wirkung hat wie bei der Frau. Immerhin kann er die Lustgefühle an empfindlichen Stellen steigern.

Die Region knapp hinter der Peniswurzel und vor dem Anus reagiert sehr empfindlich auf tiefe Schwingungen. Dies ist also ein Einsatzgebiet des Vibrators.

Fast der gesamte Penis, vor allem die Unterseite und der Bereich unterhalb der Eichel, ist ebenfalls sensibel. Im Bereich des Frenulums und überall sonst an der Eichel löst der Vibrator derart starke Empfindungen aus, dass er mitunter Impotenz heilen kann.

FRAUEN UND VIBRATOREN

Eine Frau, die beim Koitus nicht zum Orgasmus kommt, fragt sich oft, ob sie an einer körperlichen Störung leidet. Ein Vibrator kann diese Frage innerhalb weniger Minuten beantworten und in solchen Fällen ist er wirklich nützlich. Ein Orgasmus, den ein Vibrator auslöst, unterscheidet sich kaum vom Orgasmus während des Koitus – und er kann darüber hinaus die seelischen und körperlichen Voraussetzungen für einen Orgasmus beim Geschlechtsakt schaffen.

Der Vibrator kann Schuldgefühle, Scham und Prüderie beseitigen. Solche Emotionen halten viele Frauen davon ab, die sexuelle Erfüllung zu finden, die sie verdienen. Manchen Frauen, die seit Jahren gehemmt sind, verschafft der Vibrator intensive Lustgefühle, die emotionale Blockaden lösen und dafür sorgen, dass sowohl das Gehirn als auch die Genitalien unisono „explodieren".

Sexshops bekommt. Vibratoren werden meist benutzt, um die Klitoris zu stimulieren, und sie können sehr hilfreich sein, wenn eine Frau beim Koitus schwer zum Orgasmus kommt.

Der Vibrator stimuliert Millionen von Nervenenden in der Haut der Labien und der Klitoris. Auch beim Mann kann der Vibrator am Penis Lustgefühle auslösen.

Während des Koitus drückt der Penis gegen Labien und Klitoris und knipst sozusagen Millionen winzige Schalter an, die elektrische Impulse zum Gehirn senden. Je mehr Sensoren er stimuliert, desto stärker ist das Lustgefühl. Traurig, aber wahr: Der Vibrator ist besser als viele Penisse; denn er erreicht mindestens eine Million mehr Sensoren als das geschickteste Glied und garantiert einen Orgasmus. Das heißt aber nicht, dass der Vibrator unerlässlich und der Penis überflüssig ist. Das Instrument kann jedoch Hindernisse auf dem Weg zu einem befriedigenden Liebesakt beseitigen.

CREMES UND GLEITMITTEL

Bei ausreichender Stimulation produziert die Vagina innerhalb von wenigen Sekunden ein natürliches Gleitmittel, sodass der Penis leicht eindringen kann. Ist das Vorspiel zu kurz, sondert die Vagina jedoch zu wenig Sekret ab. Bei manchen Frauen ist die Scheide auch zu trocken, was nach einer Entbindung oder nach der Menopause häufig der Fall ist. Dann kann ein künstliches, wasserlösliches Gleitmittel helfen, etwa eine wasserlösliche Creme (Vorsicht mit Vaseline, sie kann die Vagina reizen), die in Apotheken erhältlich ist.

Cremes und andere Gleitmittel sind auch bei der analen Stimulation oder beim Analverkehr sowie bei der manuellen Stimulation nützlich. Viele Männer benutzen sie beim Masturbieren, um die Reibung zu verringern und die Lust zu steigern. Bei der Massage wirken parfümierte Öle oder Cremes ebenfalls anregend.

Da die Feuchtigkeit der Scheide als Gradmesser der Erregung gilt, fühlen viele Frauen sich dadurch unter Druck gesetzt oder sie setzen sich selbst unter Druck. Denken Sie daran, dass die Erektion der Klitoris und die Produktion des Scheidensekrets lediglich Reflexe sind – genau wie die Erektion des Penis – und nicht immer unsere Gefühle genau widerspiegeln.

Frauen können auch ohne feuchte Vagina erregt sein und Männer können auch ohne Erektion vor Lust glühen. Wer meint, eine gut geölte Vagina sei nichts weiter als eine Öffnung für den steifen Penis, denkt sexistisch.

APHRODISIAKA

Ein Aphrodisiakum ist eine Substanz, die den Geschlechtstrieb steigert. Es gibt zwar viele volkstümliche Mittel dieser Art – Speisen, Chemikalien, Extrakte aus Tieren und Pflanzen –, aber ein verlässliches Aphrodisiakum wurde bisher nicht gefunden und da die Geschmäcker sehr verschieden und komplex sind, wird es wohl nie eines geben. Manche Mittel stärken zeitweilig das Gefühl des Wohlbefindens, sofern man an sie glaubt. „Spanische Fliegen" (Kanthariden) rufen sehr schmerzhafte, bisweilen tödliche Reizzustände im Magen, im Darm und besonders in der Harnröhre hervor.

Pornographische Bilder, Liebestropfen aus tierischen Substanzen, Narkotika und Amulette in Phallusform werden häufig als Aphrodisiaka benutzt. Aber die wahren Anregungsmittel sind die subtilen körperlichen und seelischen Faktoren, die den Geschlechtstrieb fördern: Phantasien, erotische Träume und reizvolle Eigenheiten des Partners.

EROTISCHE BILDER UND TEXTE

Sexuell eindeutige Texte und Bilder können sowohl bei Männern als auch bei Frauen Reaktionen in den Genitalien auslösen und das sexuelle Verhalten beeinflussen. Viele Männer benutzen Pornographie als Masturbationshilfe und bei vielen Frauen vergrößern gewagte Bilder und Schriften das Interesse am Sex, wenn auch nur wenige dies zugeben.

Wenn Sie mit dem Partner offen über Ihre Reaktionen reden, werden Sie entdecken, dass Sie vieles mit ihm gemeinsam haben, einschließlich der Dinge, die Sie stark erregen oder abstoßen. Wenn wir uns von den sexuellen Ansichten der Vergangenheit, vom mechanischen Sex der frühen Aufklärungsbücher und unseren eigenen althergebrachten Einstellungen befreien, merken wir, dass wir immer auf sexuelle Reize reagieren. Wir können diese Reaktionen aber steuern, indem wir die Stimuli selbst aussuchen, sie mit dem Partner teilen und auf unsere unterschiedlichen Bedürfnisse Rücksicht nehmen. Dadurch befreien wir uns selbst.

Wenn Sie andere jedoch nötigen, Bilder zu betrachten, die sie anstößig finden oder sie zwingen, im Bett etwas zu tun, was ihnen nicht gefällt, schaden Sie nicht nur Ihrem Liebesleben. Dann stellt sich nämlich die Frage, welchen Wert eine Beziehung hat, in der einer der Partner seine Vorstellungen durchsetzt.

PHANTASIEN

Wir alle haben Tagträume. Es wäre seltsam, wenn wir sie nicht hätten, weil sie eine Art sexuelle Generalprobe auf vertrautem oder neuem, imaginärem

Gelände sind. Wir alle reagieren auf Phantasien, weil das Gehirn das wichtigste Organ der sexuellen Lust ist. Als Sitz der Gefühle kann es sexuelle Erregung auslösen oder abschalten. Wenn wir voller Groll oder Kummer, Wut oder Angst sind, reizt uns nicht einmal der attraktivste Mensch der Welt und kein Vorspiel kann uns erregen. Wenn wir dagegen am Sex interessiert sind und davon träumen, reagieren wir unverzüglich. Insofern ist das Gehirn das wichtigste Geschlechtsorgan, weil es unsere sexuellen Bedürfnisse lenken kann. Phantasien sind daher die wirksamsten Aphrodisiaka.

Männerphantasien

- Gruppensex
- Andere beim Sex beobachten
- Sex in der Öffentlichkeit
- Fremdgehen mit einem Star, der Nachbarin, einer früheren Geliebten oder einer Freundin
- Zwei Frauen beim Liebesspiel beobachten (die eine könnte die Partnerin sein, die andere eine Verwandte, Freundin oder Nachbarin)
- Von einer Frau zum Sex gezwungen werden
- Eine Frau zum Sex zwingen
- Eine Frau zum oralen Sex zwingen
- Sex an einem ungewöhnlichen Ort
- Ein „Dreier“ mit einer Frau und einem anderen Mann
- Ein „Dreier“ mit zwei Frauen
- Ein homosexuelles Erlebnis
- Einen oder mehrere Männer beim Sex mit einer Frau beobachten
- Von einer Frau sexuell missbraucht werden
- Sex mit einer Jungfrau
- Sex mit einer Frau, die riesige Brüste hat
- Sex im Freien, zum Beispiel auf einem berühmten Denkmal
- Von einer Frau angepinkelt werden
- Sex mit einem Dildo, den eine Frau in den Anus des Mannes schiebt

Frauenphantasien

- Sex mit dem Partner
- Sex mit einem früheren Partner oder einem anderen Mann
- Sex an einem exotischen Ort
- Von einem Mann zum Sex gezwungen werden
- Sex in der Öffentlichkeit
- Gruppensex
- Sex mit einem völlig fremden Mann
- Sex mit einem Mann, der einer anderen Rasse angehört
- Sex mit einer Frau
- Von einem Fremden von hinten genommen werden, ohne je sein Gesicht zu sehen
- Striptease in der Öffentlichkeit
- Sex mit einem Tier, vor allem mit einem Pferd oder Hund
- Anderen beim Sex zusehen
- Dem Partner beim Sex mit einer anderen Frau oder mit einem anderen Mann zusehen
- Einen Sklaven haben
- Ein „Dreier“ mit dem Partner und einem anderen Mann oder einer anderen Frau
- Sex an einem ungewöhnlichen oder unerwarteten Ort, zum Beispiel in einem Gerichtssaal
- Als Prostituierte viele Freier bedienen
- Gefesselt und vergewaltigt werden

Die besten sexuellen Phantasien, jene, die maximale Lust auslösen, kreisen gewöhnlich um ideale Situationen, die „im richtigen Leben“ unerreichbar sind. Zudem können wir solche Phantasien nach Belieben einschalten und abschalten, um sexuelle Aktivitäten zu intensivieren oder zu dämpfen. Oft nutzen wir Phantasien, um uns auf das tatsächliche Liebesspiel zu konzentrieren. Wir „sehen“, was geschieht, und erleben es gleichzeitig. Dadurch werden wir auf unsere sexuellen Reaktionen aufmerksam und ermutigen das Gehirn, noch intensiver auf die lustvollen Signale zu reagieren, die es empfängt und Hormone auszusenden, die unsere Genitalien noch mehr stimulieren.

Viele Menschen erleben in ihrer Phantasie keine Geschichten, sondern sehen nur sexuelle Szenen. Manchen würde es schwer fallen, diese Bilder mit dem Partner zu teilen; andere sind bereit, darüber zu reden.

In seltenen Fällen ist ein Mensch von bestimmten Phantasien derart besessen, dass er ohne sie nicht in Erregung gerät. Das kann beim Masturbieren nützlich sein, aber den gemeinsamen Sex stören. Wir konzentrieren uns nicht mehr auf die Reaktionen des Partners und das, was wir tun können, um ihm Lust zu bereiten, sondern bemühen uns krampfhaft, unsere Phantasie auszumalen – und dem Partner kommt es vor, als seien wir „woanders“.

Gemeinsame Phantasien können eine Beziehung festigen und in einer alten Beziehung die Lust neu entfachen. Manche Menschen lassen sich gerne in eine Phantasie integrieren; andere fühlen sich überfordert oder halten die Phantasien des Partners für versteckte Kritik, was die Beziehung stark belasten kann. Wenn Sie nicht sicher sind, was Sie dem Partner mitteilen können, warten Sie lieber, bis Sie klarer sehen.

4

KAPITEL

DER LIEBESAKT

Eine gute Beziehung ist aufregend, das heißt, die Partner sind sexuell vielseitig und probieren gerne etwas Neues. Am wichtigsten ist es meiner Meinung nach jedoch, die seelischen Bedürfnisse des Partners zu befriedigen. Das setzt voraus, dass wir eine positive Einstellung zu unserer Sexualität und zu der des Partners haben. Sex ist der wichtigste Ausdruck der Liebe und darum ist der beste Sex in den besten Beziehungen zu finden. Erforschen und entwickeln Sie Ihre Sexualität aufrichtig und vertrauensvoll – Ehrlichkeit ist erregend! Wenn Sie die Wunder des Sex mit einem sympathischen, liebevollen und fürsorglichen Partner teilen, unternehmen Sie gemeinsam eine magische, intime Entdeckungsreise.

EIN GUTER LIEBESPARTNER

Eine gute Beziehung ist aufregend, das heißt, die Partner sind sexuell vielseitig und probieren gerne etwas Neues. Am wichtigsten ist es jedoch, die seelischen Bedürfnisse des Partners zu befriedigen. Ein erfülltes Liebesleben setzt keine technischen oder sportlichen Höchstleistungen voraus, sondern eine positive Einstellung zur eigenen Sexualität und zu der des Partners. Der beste Sex ist in den besten Beziehungen zu finden. Die sexuelle „Chemie" stimmt nur dann, wenn die Partner sich als Individuen sympathisch sind, nicht nur als Vertreter des anderen Geschlechts. Die Partner erforschen ihre Sexualität gemeinsam, und zwar liebevoll, aufrichtig und vertrauensvoll, und sie nehmen auf die Wünsche des anderen Rücksicht.

Männer vergessen oft, dass Frauen sowohl sensibel als auch sinnlich sind und sich daher ein langes, zärtliches Vorspiel wünschen. Denken Sie einmal an die Zeit zurück, als Sie sich ineinander verliebten – damals fanden Sie es bereits schön, miteinander zu reden oder zu schweigen, und jedes Zeichen der Zuneigung – Berührungen, Blicke, Umarmungen, sanftes Streicheln und Küsse – war ein kostbarer Schatz. Rufen Sie diese ersten Gefühle wach, wenn Sie Ihre Freude am Sex vergrößern wollen.

KOMMUNIKATION IST WICHTIG

Niemand weiß instinktiv, was dem Partner gefällt, und darum müssen wir darüber reden. Das ist weder unnötig noch aufdringlich. Ohne gute Kommunikation ist eine gute sexuelle Beziehung fast unmöglich.

Sagen Sie Ihrem Partner, welche Liebkosungen lustvoll und welche unangenehm oder gar schmerzhaft sind. Machen Sie Vorschläge, stellen Sie einander Fragen, erklären Sie, was Sie gerne wollen.

Aufrichtigkeit kommt der körperlichen Liebe zugute, Unaufrichtigkeit kann eine Beziehung zerstören. Wenn Sie den Sex genießen, zeigen Sie es und geben Sie ermutigende Laute von sich. Wenn etwas Sie stört, sagen Sie es oder schieben Sie die Hand des Partners an eine Stelle, die angenehmere Empfindungen auslöst.

Was heute angenehm oder unangenehm ist, kann sich morgen ändern. Wenn Sie also einmal einen Wunsch geäußert haben, bedeutet das nicht, dass Sie ihn nie wieder zu äußern brauchen oder dass Sie ein andermal denselben Wunsch haben.

Wenn Ihre Wünsche sich nicht mit denen des Partners vereinbaren lassen oder wenn Sie beide sehr unterschiedlich reagieren, sollten Sie darüber reden, damit Ihr Liebesleben nicht zur Routine wird. Selbst der beste Partner kann sich langweilen, wenn sich alles ständig immer wiederholt, womöglich über Jahre hinweg. Eintöniger Sex ist für beide Partner kaum befriedigend. Aber es gibt sehr viele Möglichkeiten, den Sex interessanter, abwechslungsreicher und erotischer zu machen. Kommunikation bedeutet nicht, dass Sie nur kritisieren – ganz im Gegenteil: sagen Sie, was Ihnen gefällt, und hören Sie Ihrem Partner zu, wenn er Wünsche äußert.

Wenn Sie mehr Spaß am Sex haben wollen, brauchen Sie einen Partner, der mitmacht. Sie beide müssen bereit sein, Lust zu empfangen und Lust zu geben. Um eine befriedigende sexuelle Beziehung müssen also beide Partner sich gemeinsam bemühen. Je mehr Freude Sie dem Partner machen, desto größer wird sein Wunsch, auch Ihnen Freude zu bereiten. In einer guten Beziehung steht also nicht das Nehmen, sondern das Geben im Mittelpunkt.

Offen miteinander sprechen

Erstaunlich vielen Menschen fällt es auch heute noch äußerst schwer, mit dem Partner offen und ehrlich über sexuelle Wünsche, Ängste und Probleme zu reden. Sie haben gelernt, dass Gespräche über Sex unanständig, peinlich und enthüllend sind, und darum zögern sie, ihre intimsten Gefühle zu offenbaren, selbst wenn sie mit ihrem Partner seit Jahren verheiratet sind.

Es ist unbedingt notwendig, dass Partner miteinander offen über Sex reden, damit sie sich aneinander anpassen, sich auf die Bedürfnisse des anderen einstellen und so ihre Freude am Sex steigern können. Dennoch sprechen die meisten Paare meiner Erfahrung nach nie darüber, was sie im Bett tun – einerlei, ob es ihnen gefällt oder nicht. Es fällt mir schwer zu glauben, dass in den intensivsten und intimsten Augenblicken einer Beziehung keiner der Partner weiß, was der andere denkt, dass ihre Seelen getrennt sind, während ihre Körper nach Vereinigung streben.

Viele Frauen unterhalten sich mit ihren Freundinnen offen über unerfüllte Wünsche und Enttäuschungen. Männer dagegen sprechen meist nicht über ihr Liebesleben. Ich bin davon überzeugt, dass es wesentlich weniger Missverständnisse und Konflikte gäbe, wenn beide Partner über ihre körperlichen und emotionalen Erwartungen reden würden. Ich glaube, es kann nur positive Folgen haben, wenn wir unsere innersten Wünsche mitteilen, einerlei, wie seltsam sie uns vorkommen mögen.

DER MANN ALS LIEBESPARTNER

Die meisten Männer sind im Bett nicht sehr geschickt. Frauen beklagen am häufigsten, dass der Partner sich keine Zeit für das Vorspiel nimmt. Die meisten sexuellen Beziehungen entwickeln sich aus Freundschaften. Die körperliche Intimität entwickelt sich langsam und hört zunächst beim Petting auf. In dieser Zeit wollen beide Partner einander Freude bereiten und ihre Kommunikation ist gewöhnlich sehr gut. Dank dieser allmählichen Entwicklung sind die Partner entspannt, wenn sie zum erstenmal miteinander ins Bett gehen. Mit der Zeit betrachten viele Männer jedoch die Penetration als ein Ziel, das sie so schnell wie möglich erreichen müssen. Die Gespräche und das Vorspiel werden immer kürzer, sehr zur Enttäuschung der Frau.

DIE BEDÜRFNISSE DER FRAU

Die meisten Männer scheinen nicht zu begreifen, dass das Küssen und Streicheln der Brüste, der Brustwarzen und der Klitoris für Frauen nicht nur angenehm ist, sondern dass sie darauf angewiesen sind. Ohne diese Stimulation überwindet die Frau oft ihre Hemmungen nicht und ist nicht einmal physiologisch auf den Sex vorbereitet. Schlimmer noch: Nach dem Geschlechtsakt ist sie unbefriedigt und liegt grollend wach, während der Partner einschläft. Männer und Frauen passen in dieser Hinsicht nicht gut zusammen, weil der Mann viel rascher und leichter erregbar ist und den Orgasmus jederzeit sehr schnell erreicht. Darum ist es kein Wunder, dass der Sex häufig zum Kriegsschauplatz wird, auf dem unterdrückte Wut und Feindseligkeit oder Langeweile herrschen.

VERBESSERN SIE IHRE TECHNIK

Was hätten die Frauen gerne anders?

„Mir wäre es lieber, wenn er mich überall berühren würde – mehr Vorspiel, mehr Petting, mehr Küsse am ganzen Körper und mehr oraler Sex."

„Ich mag es, wenn er die Brüste und Brustwarzen streichelt und küsst. Wahrscheinlich könnte ich allein dadurch zum Orgasmus kommen. Aber mein Partner ist zu ungeduldig."

„Mein Partner meint, Küssen sei unmännlich."

Männer sollten nicht nur auf Sex, sondern auch auf Sinnlichkeit Wert legen. Aber vielen ist es peinlich, etwas „nur zum Spaß" zu tun. Um solche Hemmungen zu überwinden, sollten Sie einfach daran denken, dass Sie einem geliebten Menschen Freude bereiten. Den meisten Frauen macht das Vorspiel großen Spaß. Umarmungen und Küsse sind für sie die wahren Zeichen der Zuneigung. Versuchen Sie herauszufinden, worauf Ihre Partnerin am intensivsten reagiert und was ihr am besten gefällt.

Entspannen Sie sich und überlassen Sie die Initiative der Partnerin. Zeigen Sie ihr durch Worte oder Gesten, was Ihnen besonderen Spaß macht, und führen Sie, wenn nötig, ihre Hand. Konzentrieren Sie sich darauf, was Sie empfinden, wenn die Partnerin Sie berührt. Reagieren Sie auf Ihre Gefühle – atmen Sie schneller, bewegen Sie sich, sprechen Sie. Die meisten Frauen finden das sehr erregend. Und denken Sie daran, dass Sie nicht bei jeder sexuellen Begegnung „erfolgreich" sein müssen. Die meisten Frauen haben Verständnis für gelegentliches Versagen und zeigen dann gern ihre Liebe.

DIE FRAU ALS PARTNERIN

Gewiss, Männer sind leicht erregbar und kommen viel schneller zum Orgasmus als Frauen – aber nicht alle sind so aufrichtig, wie viele Frauen glauben.

DIE BEDÜRFNISSE DES MANNES

Ich bin davon überzeugt, dass auch Männer die Lust und die Freude brauchen, die der seelische Aspekt der Sexualität vermittelt. Es gibt kaum einen Mann, der nicht Liebe, Bewunderung und körperliche Zärtlichkeit braucht, um die wahre Tiefe der sexuellen Lust zu erfahren. Dennoch überlassen viel zu viele Frauen die Initiative ihrem Partner, der dann auch den Ablauf des Liebesspiels bestimmt. Meist macht der Mann den Vorschlag und die Frau stimmt zu oder lehnt ab. Das bedeutet, dass in der Regel der Mann entscheidet, wie viel Sex ein Paar hat. Sensible Männer empfinden diese Verantwortung oft als Last. Ein Paar ist glücklicher, wenn beide Partner sich nicht scheuen, einander zu verführen oder nein zu sagen.

Das bedeutet auch, dass Sex keine Pflichtübung ist. Viele Frauen machen mit, obwohl sie keine Lust haben. Eine bereitwillige, aber lustlose Frau ist jedoch niemals eine so aufregende Partnerin wie eine interessierte und geschickte Frau.

VERBESSERN SIE IHRE TECHNIK

Wenn Sie im Bett eine gute Partnerin sein wollen, müssen Sie dafür sorgen, dass der Sex interessant bleibt, nicht nur, indem Sie ihn als beste Möglichkeit betrachten, Zuneigung auszudrücken, sondern auch, indem Sie experimentieren. Seien Sie stets bereit, die Initiative zu ergreifen. Männer wollen von der Partnerin akzeptiert werden und es lohnt sich, sie in Stimmung zu bringen und in Entzücken zu versetzen. Schlagen Sie Ihrem Partner ab und zu vor, sich einfach hinzulegen und Ihre Zärtlichkeiten zu genießen.

Vergessen Sie nie, ihm zu sagen oder zu zeigen, wie sehr Sie das Liebesspiel genießen, und machen Sie sich keine Gedanken darüber, wie Sie beim Sex aussehen und welche Laute Sie von sich geben. Fast alle Männer finden es extrem stimulierend, wenn sie sehen, wie erregt ihre Partnerin ist. Viel zu viele Frauen verzichten auf solche Signale der Lust, sodass ihr Partner den Mut verliert oder meint, seine Bemühungen würden nicht anerkannt. Die Folge ist, dass er sich künftig weniger Zeit für das Vorspiel nimmt.

Nutzen Sie Ihre Phantasie, vor allem, wenn Ihre Beziehung schon lange besteht und langweilig zu werden droht. Würzen Sie das übliche sexuelle Repertoire mit neuen Ideen: Baden oder duschen Sie gemeinsam, lieben Sie sich an einem sicheren Platz im Freien, streichen Sie das Mittagessen zugunsten der Liebe, ziehen Sie den Fußboden, das Sofa oder einen Teppich dem Bett vor, beobachten Sie sich beim Sex in einem Spiegel, schauen Sie gemeinsam ein erotisches Video an, stellen Sie gemeinsam ein üppiges Sexmenü zusammen …

Zeigen Sie Ihre Freude, wenn der Partner Ihr Liebesleben interessanter gestalten möchte und dazu Vorschläge macht. Was nicht weh tut und Sie nicht erschreckt, sollten Sie ausprobieren – vielleicht haben Sie Spaß daran. Lassen Sie sich im Leben und im Sex von Ihrem Instinkt leiten.

UNTERSCHIEDLICHE ERFAHRUNGEN

Wir haben uns bereits damit befasst, wie Männer und Frauen zum Orgasmus kommen. Genau wie das Liebesspiel sollte der Orgasmus ein gemeinsames Erlebnis sein. Das heißt jedoch nicht, dass beide ihn zur gleichen Zeit haben müssen.

Manche Paare sind der irrigen Meinung, nur ein Simultanorgasmus sei vollkommen. Das ist eine romantische Vorstellung, die nicht für alle Liebenden gilt. Während des Höhepunkts verändert sich das Bewusstsein, und das sexuelle Erlebnis nimmt uns völlig gefangen. Wenn wir daran gehindert werden, erreichen wir den Orgasmus womöglich gar nicht, oder er ist weniger lustvoll. Für viele Menschen ist es übrigens am lustvollsten, den Partner beim Orgasmus zu beobachten.

Die meisten Paare erreichen den Orgasmus selten gemeinsam, ohne den Sex deshalb weniger zu genießen. Seien Sie also nicht von der Idee des gemeinsamen Höhepunktes besessen. Es gibt viele brauchbare sexuelle Techniken, die einen gemeinsamen Orgasmus (oder den Orgasmus überhaupt) ausschließen und die Partner dennoch einander sehr nahe bringen und das tägliche Leben positiv beeinflussen.

Außerdem gibt es noch den verlängerten Orgasmus und mehrfache Orgasmen. Sie kommen recht selten vor, es sei denn, die Partner kennen ihre Bedürfnisse genau und sind großzügig zueinander. Die meisten Paare finden diese Techniken besonders erregend und erfüllend; aber sie setzen viel Erfahrung voraus und werden daher am häufigsten in langfristigen Beziehungen angewandt. Die Partner müssen miteinander sehr vertraut und sexuell versiert sein.

DER VERLÄNGERTE ORGASMUS

Er setzt voraus, dass der Mann seine Ejakulation bewusst hinausschieben kann. Diese Art der sexuellen Vereinigung praktizieren meist Partner, die schon einige Zeit zusammen sind, sich gut kennen und auf den anderen eingehen können. Es gibt kaum eine lustvollere Variante des Geschlechtsverkehrs; sie ist eines der schönsten Geschenke einer langen, liebevollen Beziehung.

Die Frau muss schon während des Vorspiels sehr erregt sein und die sexuelle Spannung beider Partner wird durch gelegentliche Stöße des Beckens aufrechterhalten. Dazwischen liegen einige Pausen, wenn einem der Partner danach ist. Lässt die Erregung sich nicht mehr steigern, verständigen sich die Partner und genießen einen abschließenden, ekstatischen Höhepunkt.

MEHRFACHE ORGASMEN

Bis vor kurzem glaubte man, nur Frauen seien zu mehrfachen Orgasmen imstande. Neuere Forschungen zeigen jedoch, dass manche Männer dazu ebenfalls fähig sind. Da der Orgasmus nicht unbedingt mit der Ejakulation zusammenfällt, sondern eine intensive und diffuse Empfindung des Mannes ist, kann ein Mann durchaus mehrere Höhepunkte schnell hintereinander haben.

DAS ERLEBNIS DES MANNES

Amerikanische Ärzte haben dokumentiert, was Männer empfinden, die zwei bis neun Orgasmen nacheinander haben. Manche ejakulieren beim ersten Orgasmus, einige beim letzten und andere dazwischen; manche ejakulieren sogar mehrfach. Viele dieser Männer hatten dieses Erlebnis zum erstenmal in mittlerem Alter.

Wahrscheinlich könnten mehr Männer mehrfache Orgasmen haben, wenn Sie nicht „wüssten", dass sie nach der Ejakulation erschöpft sind. Eine entspannte Atmosphäre, seelische Nähe und die Möglichkeit, gemächlichen Sex zu praktizieren, verbessern die Aussicht auf mehrere Orgasmen, ebenso eine aufgeschlossene Partnerin, die bei längerem Sex nicht ermüdet. Weder Männer noch Frauen sind allerdings jederzeit zu mehrfachen Orgasmen in der Lage.

Wenn Sie multiorgasmisch werden wollen, sollten Sie üben: Halten Sie die Ejakulation kurz vor dem Orgasmus zurück und lernen Sie so, beide zu unterscheiden. In der positiven, entspannten Atmosphäre einer liebevollen Beziehung verlieren manche Männer die Erektion nicht und sind zu weiteren Höhepunkten imstande.

DAS ERLEBNIS DER FRAU

Wenn eine Frau mehrere Orgasmen genießen möchte, muss der Mann lernen, seine Ejakulation hinauszuschieben und die Partnerin dennoch durch schnelle, tiefe Stöße zum Höhepunkt zu bringen. Sie kann auch einen Vibrator benutzen, masturbieren oder sich masturbieren lassen. Nach jedem Orgasmus ruhen beide Partner ein wenig und beginnen dann von vorne. So kann die Frau zwei, drei oder viele Orgasmen haben, den letzten – im Idealfall – gleichzeitig mit dem Partner; da dieser sich aber sehr zusammennehmen muss, kommt er meist erst zum Zuge, wenn sie völlig befriedigt ist.

Die meisten Frauen können lernen, ihre sexuelle Erregung zu steigern. Je öfter eine Frau masturbiert, desto größer werden der Genuss und der Appetit. Sie erreicht mehrfache Orgasmen leichter, wenn sie ihre Beckenmuskeln trainiert, ihre Phantasien mit dem Partner teilt und vor allem, wenn der Partner ihr hilft. Wenn Sie mehrere Höhepunkte haben wollen, muss der Partner das wissen. Ermutigen Sie ihn, Sie nach Ihrem ersten Orgasmus weiter zu stimulieren. Da ein Mann den Orgasmus anders erlebt, glaubt er vielleicht, Sie hätten genug, weil er genug hat.

POSTIONEN BEIM SEX

Wenn mich Paare aufsuchen, deren Liebesleben zu wünschen übrig lässt, erkundige ich mich zuerst danach, wie abwechslungsreich ihre sexuellen Begegnungen sind. Viele dieser Paare beschränken sich beim Koitus auf eine einzige Position, wobei der Mann meist oben liegt. Diese „Missionarsstellung“ (sie wird so genannt, weil Missionare sie „unzivilisierten“ Menschen aufzwangen, denen sie den Glauben brachten) ist auf die Dauer langweilig. Jahrhundertelang erlaubte die Kirche nur diese Position, weil sie glaubte, nur dann sei eine Befruchtung fast sicher. Der Mann spielte also stets die dominierende Rolle und beanspruchte das ganze Vergnügen für sich.

In Wahrheit sind beim Koitus alle Positionen normal und erlaubt, sofern beide Partner damit einverstanden sind. Wir alle können davon profitieren, wenn wir im Bett ein wenig abenteuerlustiger werden.

DIE WAHL DER POSITION

Keine Position ist die beste. Jedes Paar sollte experimentieren und seine Lieblingsstellungen finden. Welche das sind, hängt vom Körperbau, von der Kraft und von der Ausdauer der Partner ab, außerdem von besonderen Situationen wie Schwangerschaft, Behinderungen oder Krankheiten. Partner, die zum erstenmal Sex miteinander haben, probieren oft viele Positionen aus, um ihre Neugier zu befriedigen.

Auch über den Körper des anderen sollten die Partner so viel wie möglich herausfinden, damit sie sich aneinander anpassen können. Dieses Buch will unter anderem jenen Paaren helfen, die nichts oder wenig über liebevollen Sex wissen oder denen es an Phantasie fehlt. Manche wollen nicht glauben, dass es neben den Positionen, die sie zufällig kennen, noch andere gibt. Denken Sie daran, dass Erfahrung Zeit braucht. Es kann Monate dauern, bis ein Paar nach lustvollem Experimentieren jene Stellungen gefunden hat, die beide Partner voll befriedigen.

Auf den folgenden Seiten sind einige Positionen dargestellt. Aus verschiedenen Gründen hat jede von ihnen für einen oder beide Partner bestimmte Vorteile. Gegenüber finden Sie einige Fragen, die Männer und Frauen sich häufig stellen, wenn sie nach geeigneten Positionen suchen. Beide sollten auf die Vorlieben des anderen Rücksicht nehmen. Das bedeutet, dass jeder Partner zunächst einmal darüber reden muss. Wenn der Koitus maximalen Genuss bringen soll, sollte jede gewählte Position bequem sein und freie Bewegungen erlauben, außerdem darf sie den weniger sportlichen Partner nicht überfordern.

Manche Stellungen sind für einen Partner unbequem oder gar schmerzhaft, einige eignen sich besser für Männer als für Frauen oder umgekehrt und andere verstärken das Lustgefühl und die sexuelle Erregung. Dadurch steigen die Aussichten auf einen Orgasmus für beide Partner, vor allem für die Frau. Das soll nicht heißen, dass irgendeine Position besser ist als die anderen. Jede Stellung kann in bestimmten Situationen ihre Vorzüge haben. Es kommt darauf an, wie beide Partner sich körperlich und seelisch fühlen.

So sucht der Mann eine Position

- Erlaubt sie ein tiefes Eindringen?
- Kann ich die Vulva meiner Partnerin gut sehen?
- Kann ich ihre Klitoris gut erreichen?
- Kann ich ihre Brüste mit der Hand oder mit dem Mund erreichen?
- Kann ich mich ungehindert bewegen?
- Verlängert sie den Koitus oder, falls erwünscht, verkürzt sie ihn?
- Ist sie anstrengend?
- Kann die Partnerin sich frei bewegen?
- Passt sie zu meinem Penis?
- Erlaubt sie richtige Stoßbewegungen?
- Kann ich auch ohne volle Erektion eindringen?
- Kann ich meine Partnerin küssen, umarmen, streicheln?
- Eignet sie sich für meine Partnerin (z. B. wenn sie viel schwerer oder leichter ist)?
- Müssen wir uns dafür vollständig ausziehen?
- Kann ich den Po und die Analregion meiner Partnerin stimulieren?
- Kann ich die dominierende/passive Rolle spielen?
- Ist sie auch während der Schwangerschaft geeignet?

So sucht die Frau eine Position

- Kann ich mich so bewegen, dass die Stimulation ausreicht?
- Kann ich meinen Partner sehen?
- Ist sie in den letzten Schwangerschaftsmonaten bequem?
- Ist die Klitoris gut erreichbar?
- Kann ich meinen Partner küssen und umarmen?
- Stimuliert sie den „G-Punkt“?
- Ist sie bequem?
- Kann mein Partner meine Brüste erreichen?
- Kann ich das Skrotum meines Partners erreichen?
- Ist Schmusen möglich?
- Ist der Hautkontakt ausreichend?
- Erleichtert sie die Empfängnis?
- Erlaubt sie ein tiefes oder ein weniger tiefes Eindringen?
- Ist sie geeignet, einen neuen oder schüchternen Partner mit dem Sex vertraut zu machen?
- Stimuliert sie die vordere oder hintere Scheidenwand?
- Kann ich die dominierende/passive Rolle spielen?
- Kann ich meinem Partner in die Augen sehen und mit ihm sprechen?

MANN-OBEN-POSITIONEN 1

Diese Positionen, vor allem die „Missionarsstellung", bei welcher der Mann zwischen den Beinen der Frau liegt, werden wahrscheinlich am häufigsten gewählt. Der Mann übernimmt dabei die führende Rolle, während die Frau nur wenig Bewegungsfreiheit hat.

Mann-oben-Positionen (siehe auch S. 78) eignen sich vor allem für Paare, die die ersten sexuellen Erfahrungen miteinander sammeln. Sie haben dabei ungehinderten Blickkontakt und können sich unterhalten, also gut erkennen, wie der andere reagiert. Außerdem erlauben sie Küssen, tiefes Eindringen und manuelle Stimulation. Die Frau kann das Gesäß des Partners gut stimulieren. Wenn das Paar sich ein Kind wünscht, sind diese Stellungen ebenfalls günstig.

2 Die Frau zieht die Beine an und drückt sie auf den Rücken des Partners. Dadurch beeinflusst sie die Tiefe und den Winkel des Eindringens – vielleicht so, dass der Penis den „G-Punkt" stimuliert.

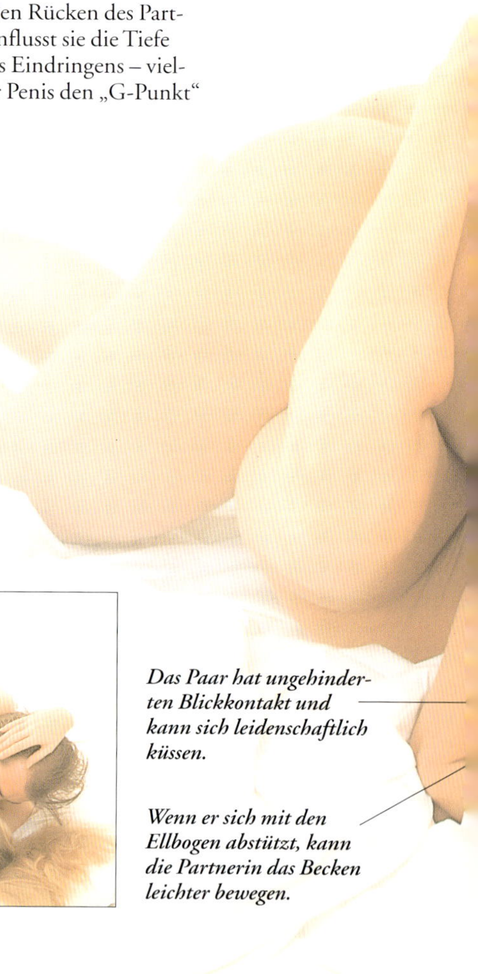

Das Paar hat ungehinderten Blickkontakt und kann sich leidenschaftlich küssen.

Wenn er sich mit den Ellbogen abstützt, kann die Partnerin das Becken leichter bewegen.

1 Der Penis dringt parallel zur Scheide ein. Wenn die Frau die Beine weit spreizt, ruft die Dehnung Lustgefühle hervor.

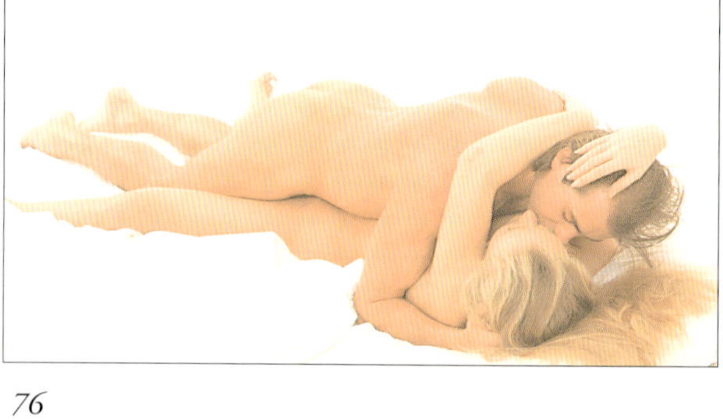

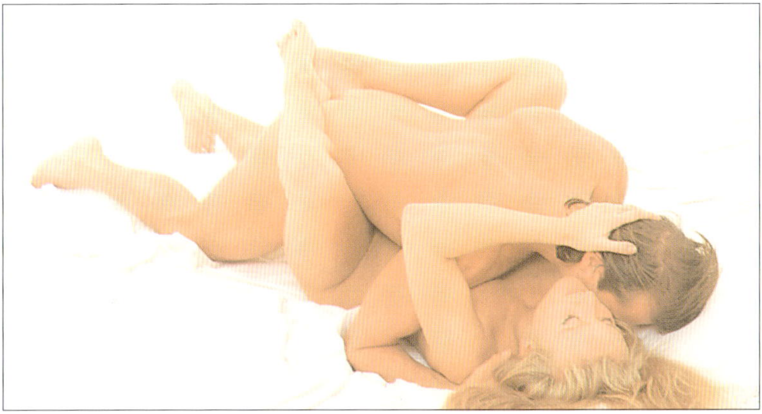

Sie kann die Beine auf den Rücken und das Gesäß des Partners pressen und dadurch seine Stöße dämpfen.

3 Wenn sie die Beine anzieht und den Partner umklammert, kann eine sportliche und geschmeidige Frau die Neigung des Beckens verändern. Dabei haben beide Partner neue, erregende Empfindungen und der genitale Kontakt wird besser.

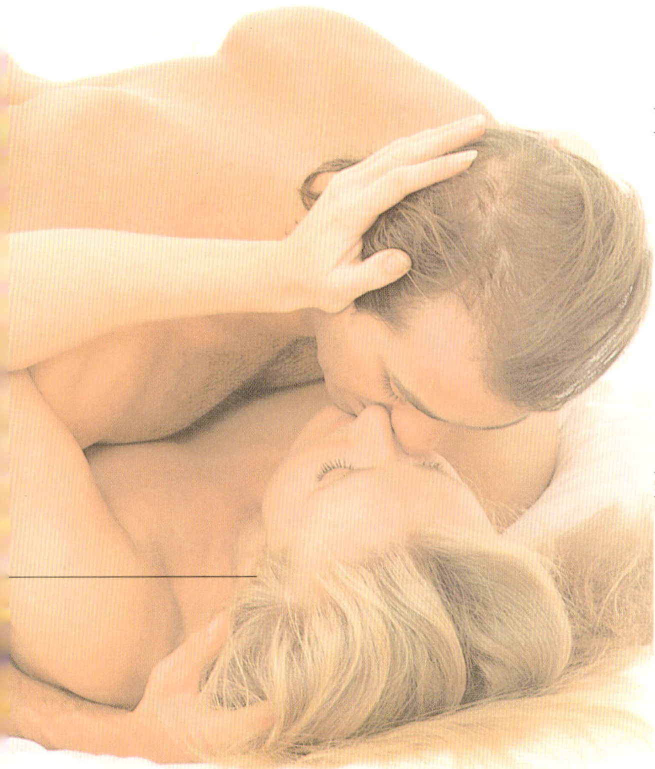

MANN

Der Mann kann die Partnerin ungehindert küssen und ihren Oberkörper und ihre Brüste liebkosen. Seine Stoßbewegungen kann er leicht beschleunigen oder verlangsamen.

FRAU

Wenn der Mann oben liegt, können die Partner küssen und schmusen. Das kommt der romantischen Ader der Frau entgegen. Sie kann sich zurücklegen und ihre Gefühle genießen.

MANN-OBEN-POSITIONEN 2

Diese Stellungen befriedigen das Bedürfnis des Mannes zu dominieren, da er tief in seine Partnerin eindringen kann. Viele Frauen bevorzugen die passive Rolle.

Die meisten Männer wollen so weit wie möglich in die Partnerin eindringen, und Frauen mögen das auch, vor allem wenn sie sehr erregt sind und „gefüllt“ sein wollen. Wenn eine Frau sich ihrem Partner völlig öffnet, fühlt er sich heiß begehrt. Er kann sich frei bewegen und die Tiefe und Intensität seiner Stöße steuern. Die Frau kann den Penis durch „Melken“ mit den Scheidenmuskeln stimulieren.

1 Statt von oben einzudringen, kann der Mann knien und eine vertikale Position einnehmen. Dabei schiebt er die Hüfte gegen das Bett. Sie verstärkt den Kontakt, indem sie ihn fest mit den Beinen umschlingt.

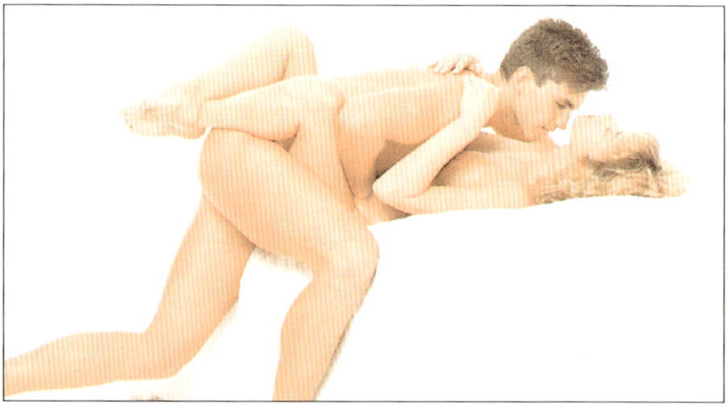

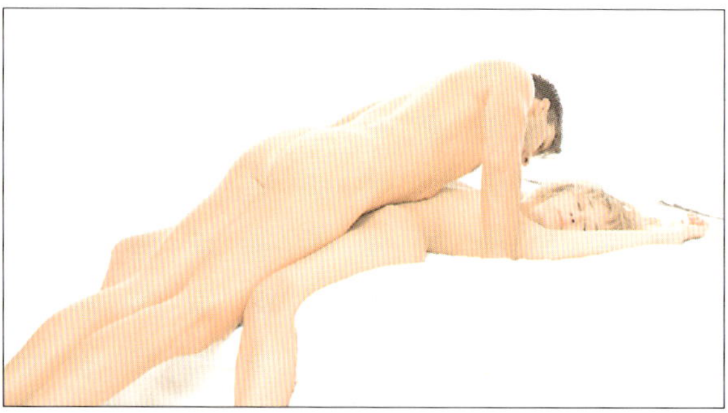

2 Wenn der Mann die Partnerin an die Bettkante zieht, kann er sich auf sie legen und sein Gewicht weitgehend auf die Unterarme verlagern. Sie entspannt sich und gibt sich ihm völlig hin. Die Bewegungen und das Eindringen sind hier eingeschränkt, sodass die Erregung leichter zu steuern ist.

Der erregte Mann spreizt die Beine der Partnerin weit, um leichter und tiefer eindringen zu können.

MANN

In diesen Positionen kann der Mann seine Stöße und damit auch die Zeit bis zum Orgasmus bestimmen. Das ist besonders nützlich, wenn er um seine Erektion besorgt ist oder die Ejakulation verzögern will.

FRAU

In der entspannten Rückenlage kann die Frau das Gefühl genießen, vom Partner überwältigt zu werden. Außerdem ist sie in dieser Position nicht dafür verantwortlich, was beim Koitus geschieht.

3 Zum Schluss drückt er ihre Beine mit den Knien weit auseinander, sodass er tief eindringen kann. Sie kann ihre Lustgefühle verstärken, indem sie die Knie anzieht und ein Kissen unter den Po legt.

In der engen Umarmung fühlt sie sich sicher und öffnet sich dem Partner völlig.

Mit dem Schenkel und dem Knie verstärkt er den Druck seiner Stoßbewegungen.

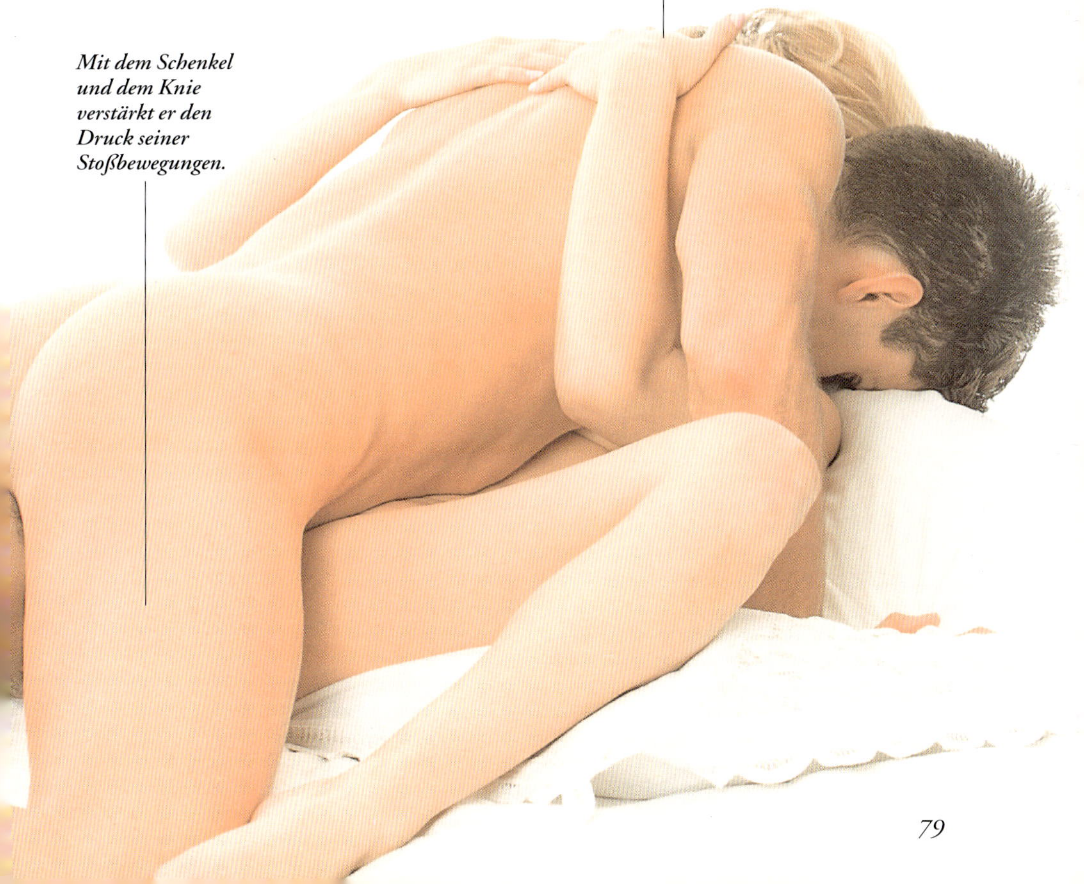

FRAU-OBEN-POSITIONEN 1

Sowohl Männer als auch Frauen finden diese Stellungen äußerst befriedigend. Hier kann die Frau eine aktivere Rolle übernehmen und nicht nur ihre Lustgefühle sondern auch die des Partners, aber auch die Tiefe der Penetration steuern.

Da der Mann unten liegt und sich weniger bewegt, kann sie leicht seinen Penis stimulieren, indem sie sich auf und ab bewegt. Der Mann fühlt sich als Objekt einer aktiven Verführung. Außerdem sind diese Stellungen bequem, vor allem wenn die Frau viel leichter als ihr Partner oder wenn sie schwanger ist.

Er ist passiv, fühlt sich aber begehrt und verführt und kann sich auf seine Empfindungen konzentrieren, da er weiß, dass die Partnerin sich um ihre Lust selbst kümmert.

1 Um die einfachste Position einzunehmen – die Frau liegt auf dem Partner, ihre Beine liegen außen –, umarmen die beiden sich in der Seitenlage. Dann schwingt sie ein Bein über die Schenkel des Partners, klettert anmutig auf ihn und führt seinen Penis in ihre Scheide ein.

Er streichelt ihren Rücken und ihren Po und hält sie gelegentlich fest, um den Winkel der Penetration zu beeinflussen.

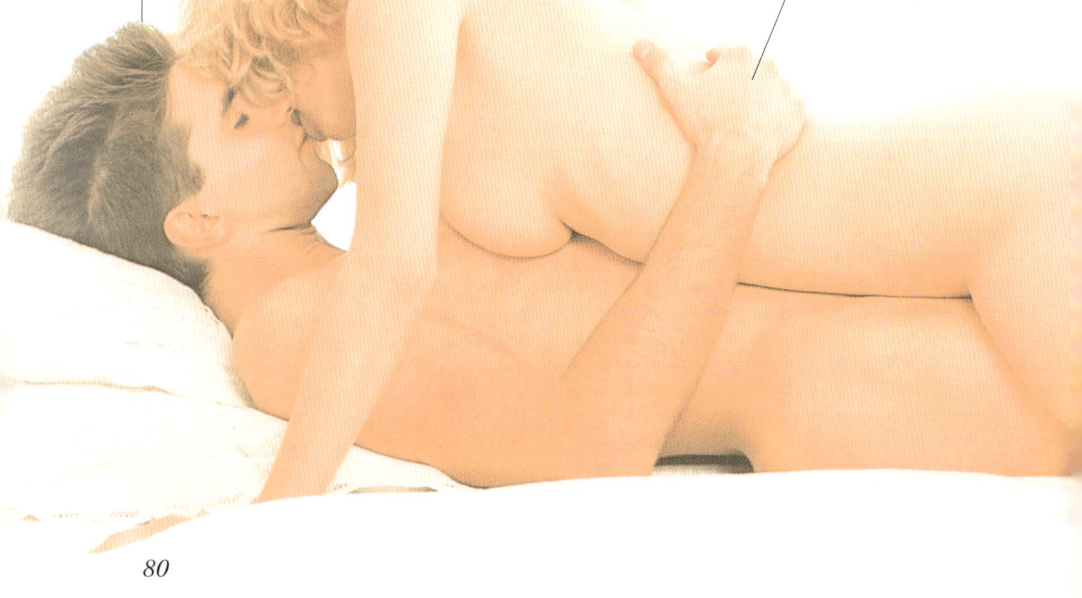

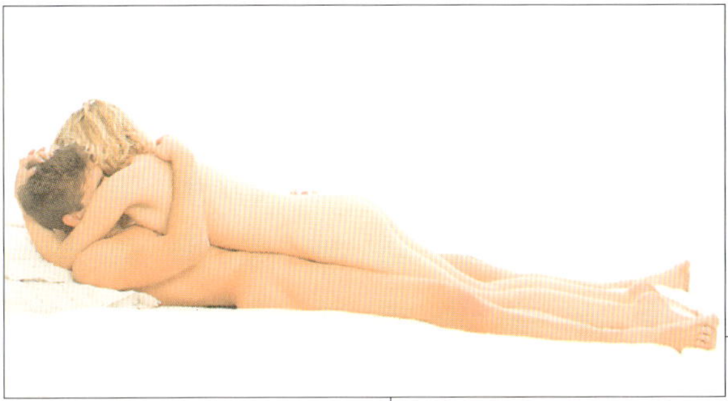

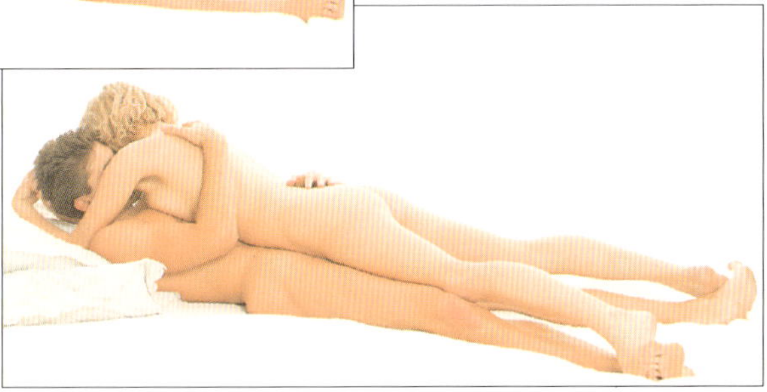

2 Wenn sie nun die Beine zwischen die des Partners legt, befinden die Genitalien der beiden sich genau übereinander. Wenn sie die Beine fest schließt oder die Beckenmuskeln anspannt, verstärkt sie die Reibung zwischen Vagina und Penis.

3 Wenn sie die Beine weit spreizt, kann sie die Füße des Partners festhalten. Das erregt ihn, weil sie ihn „benutzt", um ihre Lustgefühle zu befriedigen.

Mann

Er liegt da und genießt die Empfindungen, die sie auslöst. Das ist hilfreich, wenn er müde oder krank ist.

Sie ist der aktive Teil. Ihr Becken hebt und senkt sich auf seinem Penis.

Sie kann seine Beine mit ihren Beinen spreizen oder schließen und so ihre und seine Empfindungen verändern.

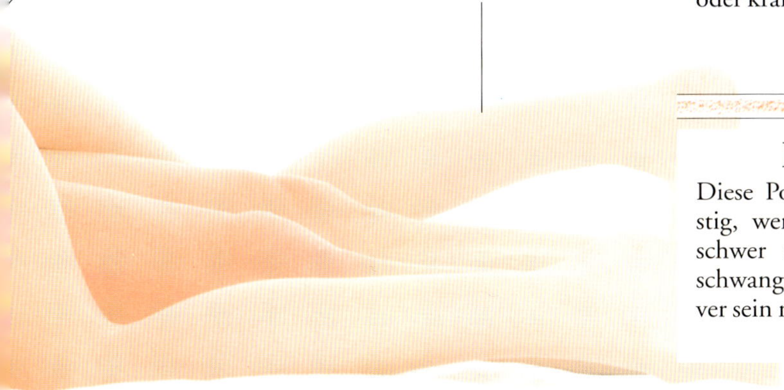

Frau

Diese Position ist günstig, wenn der Partner schwer oder die Frau schwanger ist oder aktiver sein möchte.

FRAU-OBEN-POSITIONEN 2

Es hat mehrere Vorteile, wenn die Frau beim Liebesakt auf dem Partner sitzt. Sie kann den Partner sehen und aktiver liebkosen und sie kann die Stoßbewegungen seines Penis besser steuern. Der Mann kann ihre Brüste gut erreichen und beobachten, wie sein Penis in die Vagina eindringt. Beides ist sehr erregend für ihn.

1 Sie liegt zunächst gestreckt auf ihm. Dann richtet sie sich auf, führt die Beine langsam nach vorne und beugt die Knie. Um schmerzhaften Druck zu vermeiden, fängt sie ihr Gewicht anfangs mit Armen und Knien ab.

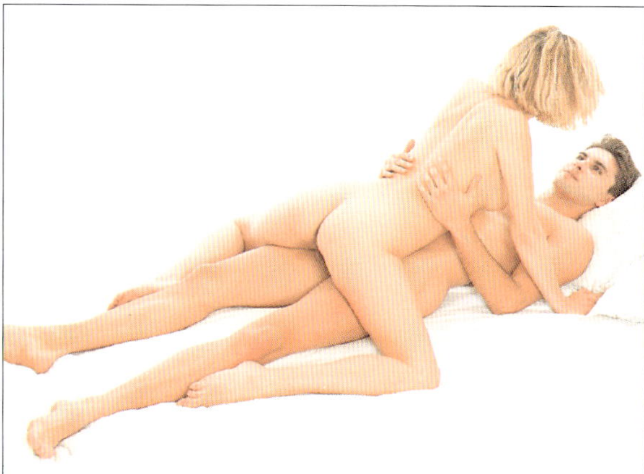

Sie kann sich auf seinen Schenkeln zurücklehnen, um sein Becken von ihrem Gewicht zu entlasten.

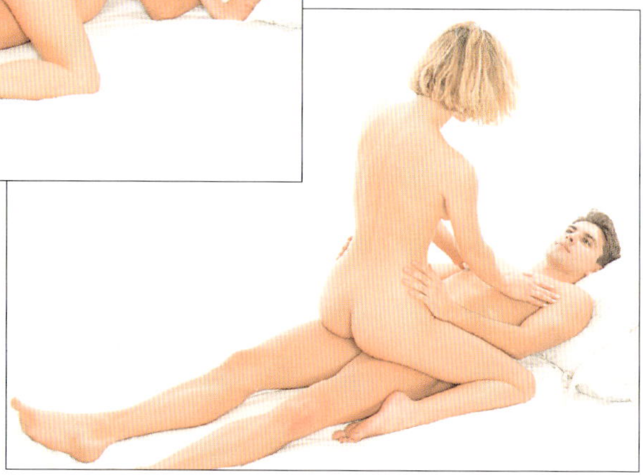

2 Sie verlagert ihr Gewicht auf die Knie, sodass sie den Partner mit den Händen liebkosen oder, wenn sie noch dominanter sein will, nach unten drücken kann.

MANN

Diese Stellungen können sehr erregend sein. Er kann seine und ihre Genitalien sehen und ihre Brüste gut erreichen. Sie kann ihn leicht stimulieren und umgekehrt.

FRAU

Hier sind ihre Brüste und Genitalien leicht zugänglich, sodass er sie stimulieren kann. Sie bestimmt die Position des Penis und die Tiefe der Penetration.

3 Sie verlagert ihr Gewicht mit gebeugten Beinen nach hinten und presst diese an die des Partners oder spreizt sie weg. Sie kann die Beine auch nach vorne, zu den Schultern des Partners führen. So kann sie die kreisenden oder wiegenden Bewegungen gut steuern.

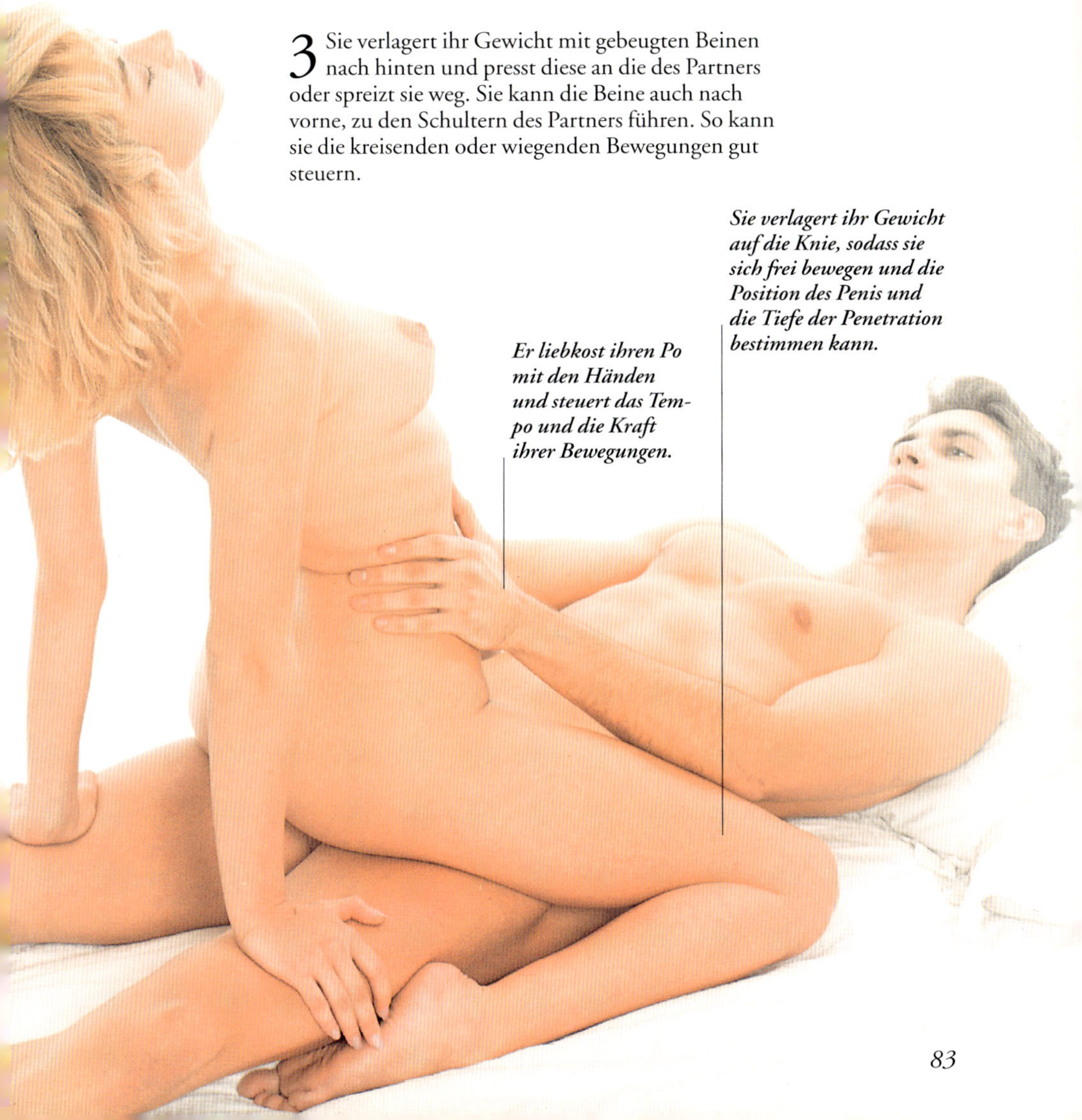

Sie verlagert ihr Gewicht auf die Knie, sodass sie sich frei bewegen und die Position des Penis und die Tiefe der Penetration bestimmen kann.

Er liebkost ihren Po mit den Händen und steuert das Tempo und die Kraft ihrer Bewegungen.

SEX IM STEHEN

Sex im Stehen ist am einfachsten, wenn die Partner etwa gleich groß sind. Ist der Mann wesentlich größer, sind die Penetration und der Koitus schwieriger. Diese Stellung kann auch anstrengend sein, wenn sie lange beibehalten wird, vor allem wenn der Größenunterschied zwischen den Partnern beträchtlich ist. Da sie aber Muskelspannung voraussetzt, vergrößert sie die Erregung.

Das Hochheben der Partnerin ist am anstrengendsten. Sobald es gelungen ist, fordert diese Position keine besondere Anstrengung mehr, weil das Gewicht gleichmäßig zwischen den Partnern verteilt ist. Der Koitus ist nun im Stehen, beim Gehen oder sogar beim Tanzen möglich.

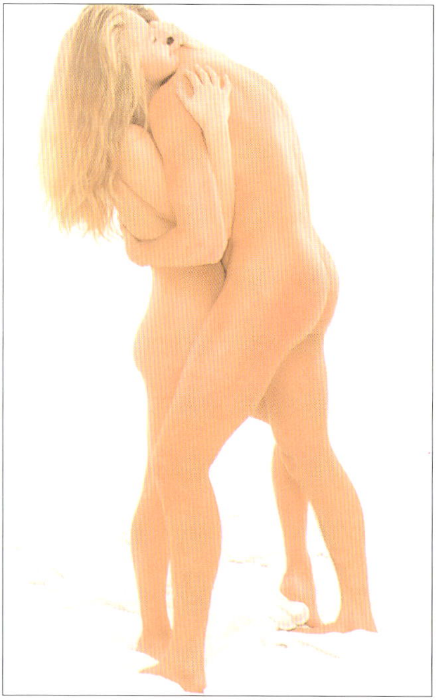

1 Um das Eindringen zu erleichtern, hebt sie ein Bein und dreht es seitwärts, sodass er den Penis einführen kann. Danach steht sie wieder auf beiden Füßen. Die Vagina umklammert den Penis und sie kann das Becken kräftig bewegen.

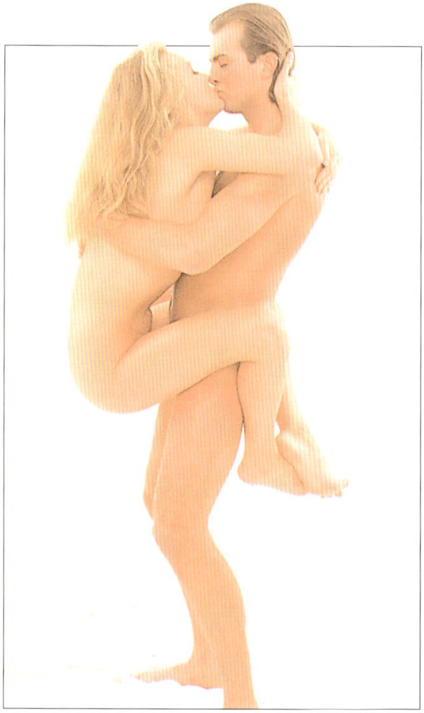

2 Nach der Penetration hebt er die Partnerin mit den Händen unter ihren Schenkeln hoch, während sie ihre Hände fest hinter seinem Hals verschränkt. Nun kreuzt sie die Beine hinter seinem Rücken und presst die Oberschenkel an seine Hüften.

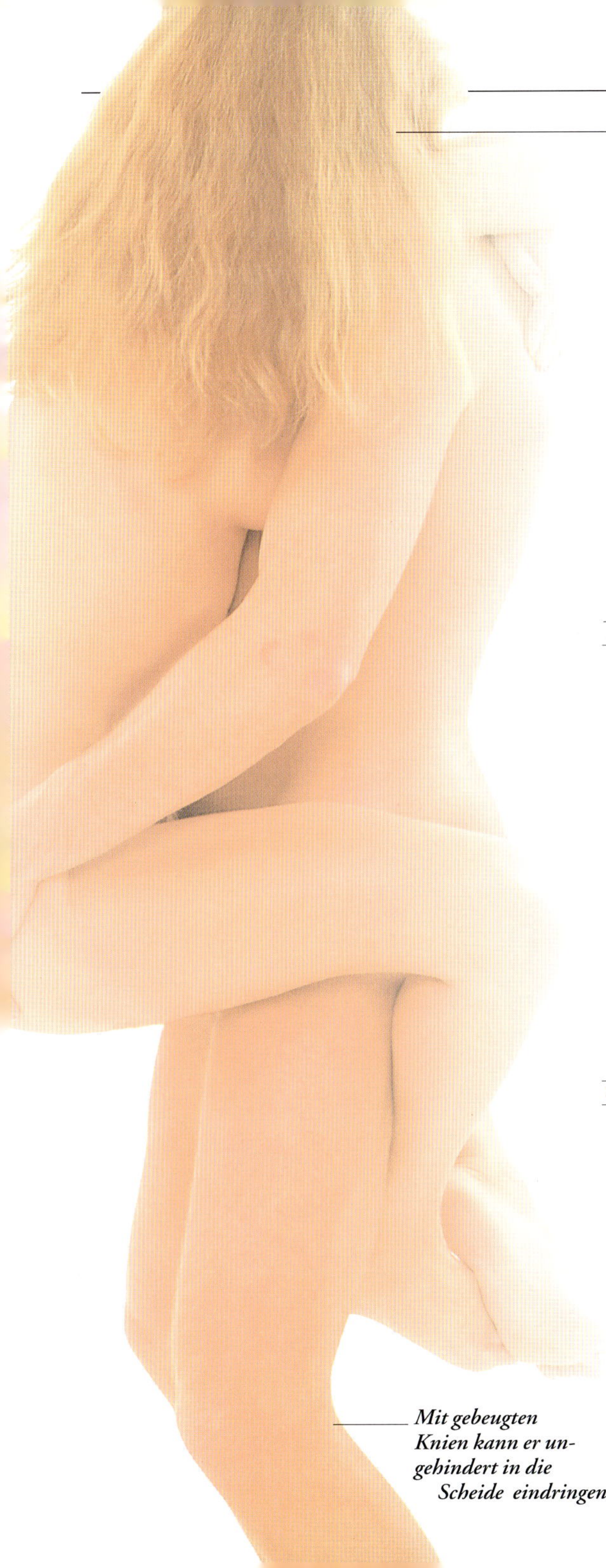

Sie kann ihn umarmen und mit Armen und Schenkeln umklammern, um ihr Gewicht besser zu verteilen. Die Anspannung der Muskeln verstärkt die Erregung beider Partner.

3 Wenn beide Partner gelenkig sind, kann er die Frau hochheben und dann eindringen. Danach schiebt er sie mit den Händen vor und zurück und bestimmt das Tempo.

MANN

Sex im Stehen ist vor allem neu. Er setzt eine gewisse Gelenkigkeit und Kraft voraus und ist ideal, wenn der Mann gleich zur Sache kommen will. Die Stoßbewegungen werden stärker, wenn er sie leicht abstützend an eine Wand oder Tür drückt.

FRAU

Sex im Stehen ist sinnvoll, wenn die Zeit und der Platz begrenzt sind und wenn sie Abwechslung schätzt. Sie kann die kleinen Labien und die Klitoris intensiv stimulieren, indem sie sich etwas nach vorne lehnt, die Knie beugt und die Füße auf den Boden stellt.

Mit gebeugten Knien kann er ungehindert in die Scheide eindringen.

DIE SEITENLAGE 1

Wenn Sie entspannten Sex ohne Eile schätzen, ist die Seitenlage kaum zu übertreffen. Nicht selten schlafen die Partner nach dem Koitus zusammen ein. Wenn beide auf der Seite liegen, ist das Eindringen von hinten einfach und der Geschlechtsakt lässt sich leicht verlängern, ohne zu sehr anzustrengen. Diese Stellungen erlauben optimalen Kontakt und leidenschaftliches Schmusen.

Wenn die Frau schwanger oder der Mann schwer ist, legt sie sich am besten von ihm abgewandt auf die Seite, damit er sie nicht drücken kann. Diese Positionen bieten auch eine wohltuende Abwechslung nach sportlicheren Stellungen.

1 In der „Löffelstellung" schmiegt er sich an ihren Rücken. Dies ist eine der bequemsten und zärtlichsten Positionen. Wenn sie die Knie hochzieht und der Partner sie an sich drückt, kann er leicht eindringen.

Er schmiegt sich an die Partnerin, küsst und liebkost ihren Rücken und Hals und stimuliert ihre Brüste und ihre Klitoris.

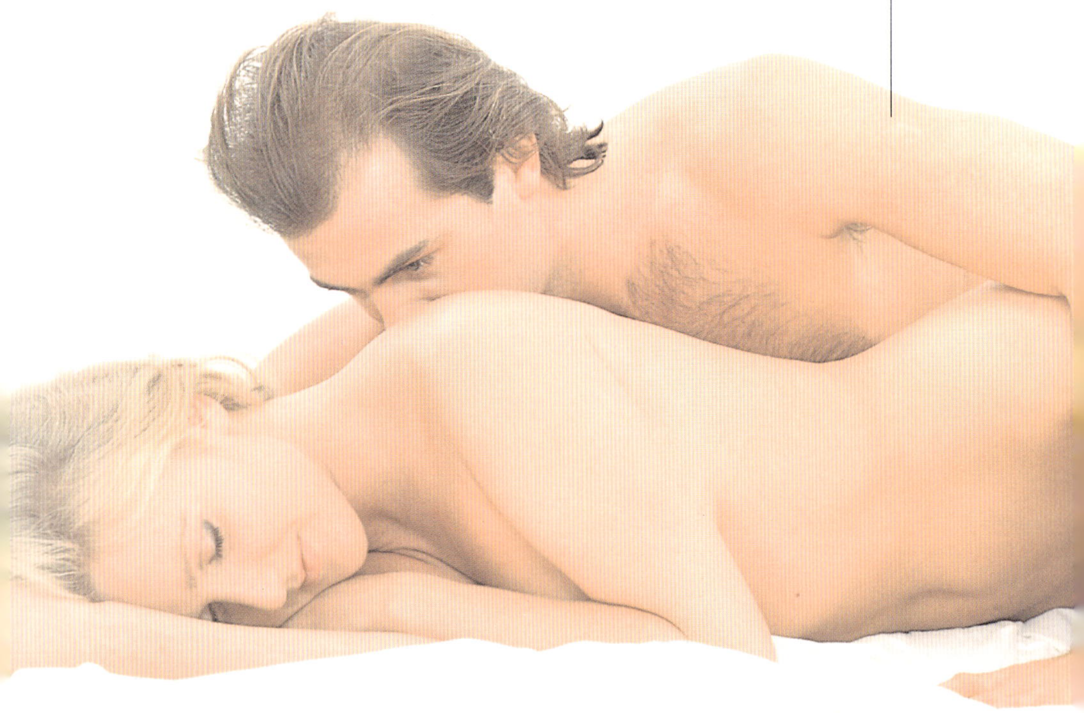

2 Er schiebt sich näher an sie heran und hebt ihren Po ein wenig an. So kann er ungehindert in sie eindringen und zugleich ihre Brüste und ihre Vagina stimulieren. Die Partner haben viel Hautkontakt und können leidenschaftlich küssen und schmusen.

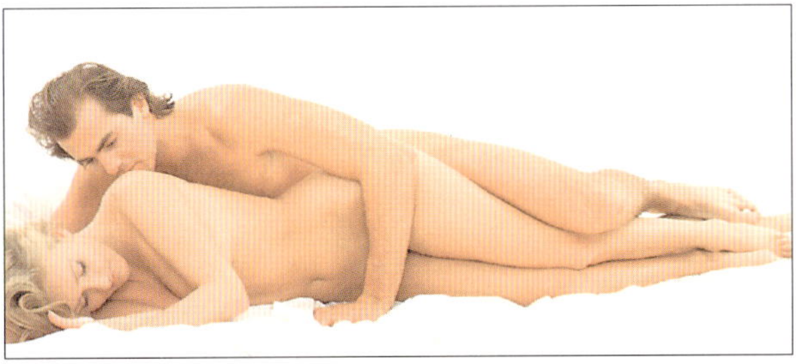

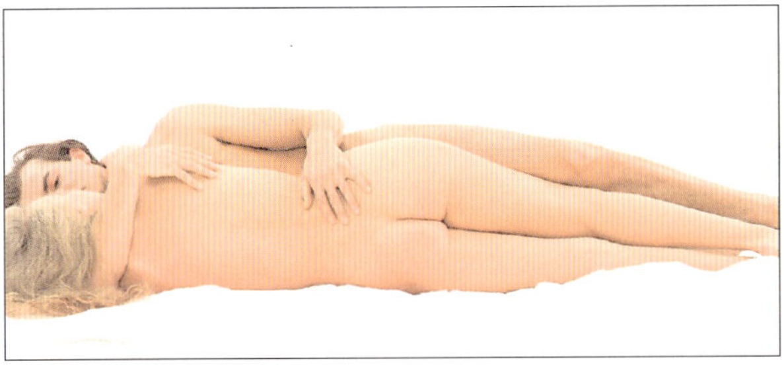

Variante
Wenn der Mann oben gelegen hat, können die Partner mühelos zu dieser Position übergehen, indem sie sich auf die Seite drehen. Wenn Sie ein Bein hebt oder beugt, kann er leicht eindringen.

Wenn sie das Knie etwas hebt, kann er leicht eindringen. Beide Partner liegen bequem und können das Liebesspiel verlängern.

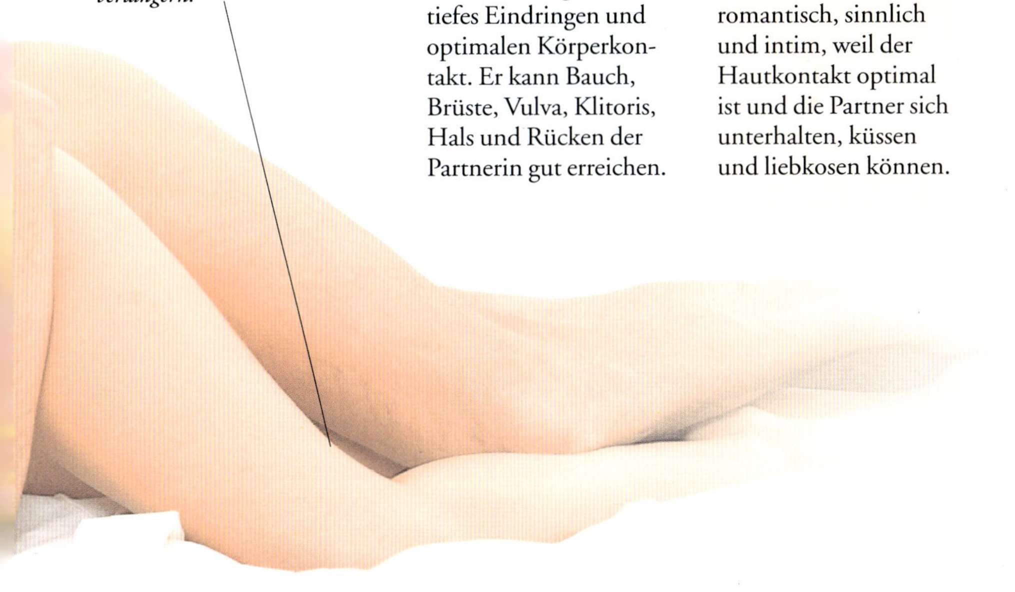

MANN

Diese Stellung erlaubt tiefes Eindringen und optimalen Körperkontakt. Er kann Bauch, Brüste, Vulva, Klitoris, Hals und Rücken der Partnerin gut erreichen.

FRAU

Diese Positionen sind romantisch, sinnlich und intim, weil der Hautkontakt optimal ist und die Partner sich unterhalten, küssen und liebkosen können.

DIE SEITENLAGE 2

Etwas andere Bewegungen können in der Seitenlage viele neue Empfindungen hervorrufen. Wenn die Frau sich auf den Rücken dreht, öffnet die Vulva sich weit und die Klitoris ist für sie und den Partner gut erreichbar. Angezogene Beine erleichtern das Eindringen.

Wenn der Mann die Stellung der Beine und Schenkel verändert, sind verschiedene Bewegungen möglich und er kann den Druck der Peniswurzel auf die Vulva regulieren.

1 Sie legt das gebeugte Bein auf seine Hüfte und er schiebt einen Schenkel zwischen ihre Beine. Dann dreht sie sich halb auf den Rücken, und er zieht sie mit gestreckten Beinen an sich. Er kann sie mit einer Hand liebkosen, sie hat beide Hände frei. Er kann mit ihr schmusen und sich zugleich freier bewegen.

Sie zieht die Beine auf seinem Rücken hoch, sodass er tiefer eindringen kann, vor allem wenn sie mit Beinen und Füßen nachhilft.

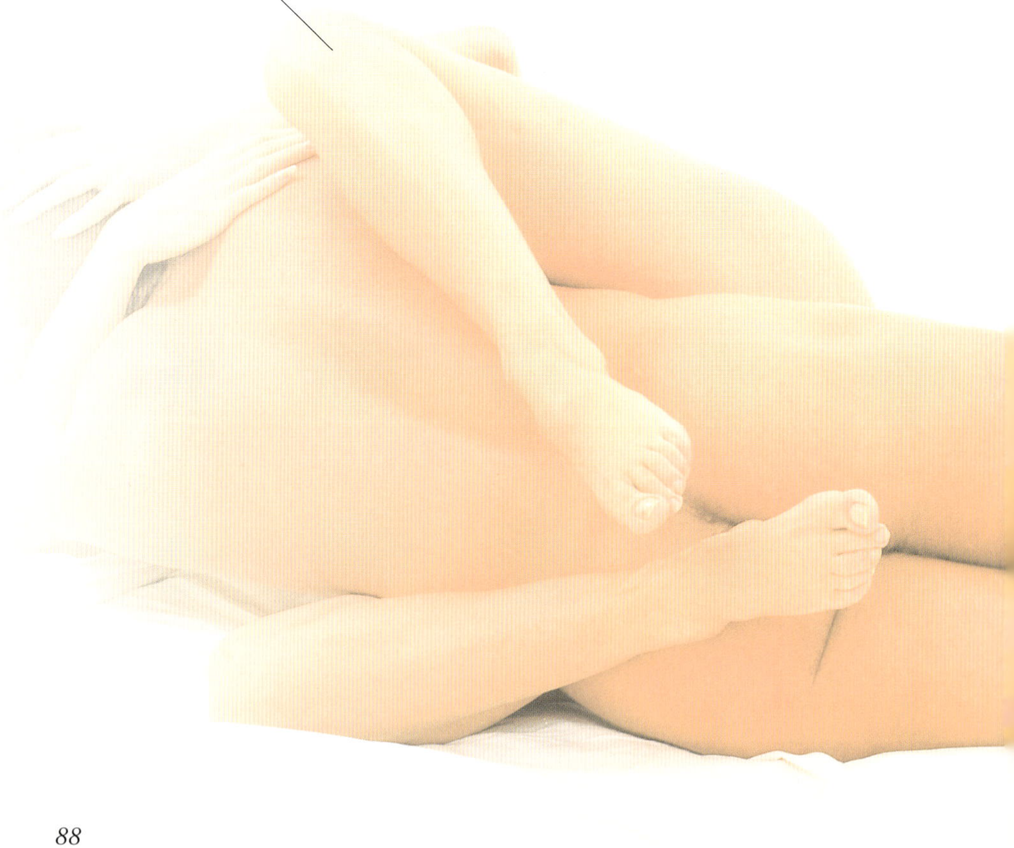

MANN

Diese Stellungen erlauben viel Hautkontakt. Der Mann kann mit verschiedenen Bewegungen experimentieren und damit neue Empfindungen auslösen. Die Bewegungsfreiheit ist etwas eingeschränkt; aber er kann sie am Po zu sich heranziehen.

FRAU

In diesen Positionen ist der Druck auf die Vulva stärker, sodass sie besser stimuliert wird. Sie eignen sich auch während der späten Schwangerschaft, weil die Frau genügend Platz hat und seine Stöße und die Penetration bremsen kann.

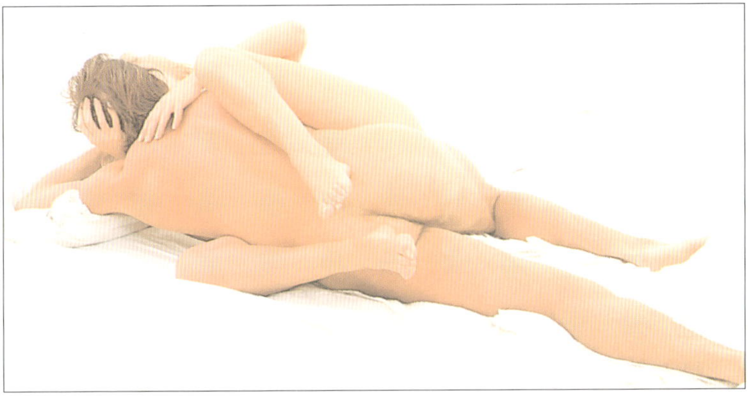

2 Wenn er ein Bein anzieht, kann er kräftig stoßen. Er kann den Druck erhöhen, indem er das Becken der Partnerin an sich zieht.

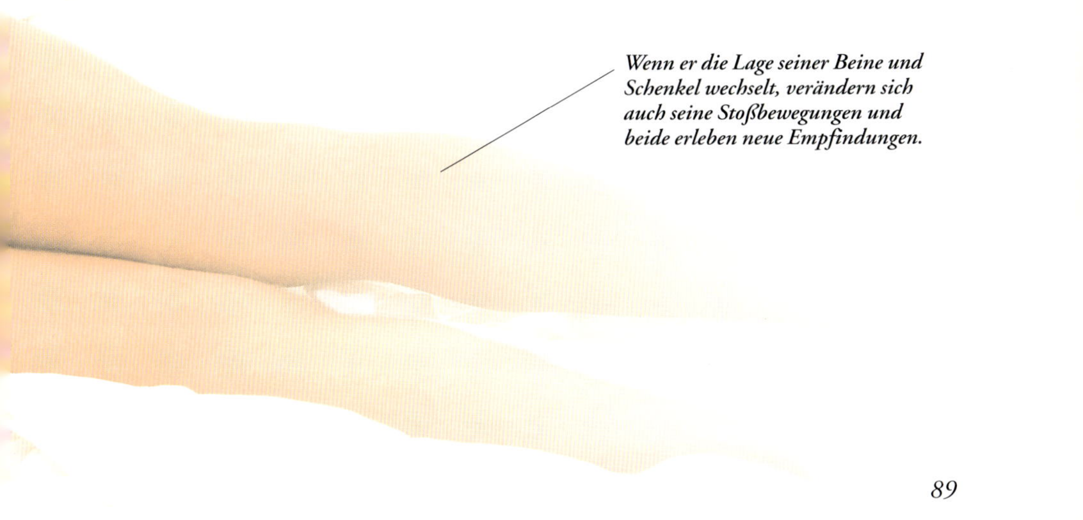

Wenn er die Lage seiner Beine und Schenkel wechselt, verändern sich auch seine Stoßbewegungen und beide erleben neue Empfindungen.

SEX VON HINTEN

Diese Positionen sind zwar nicht so beliebt oder romantisch wie jene, bei denen die Partner sich ins Gesicht sehen; aber Paare, die häufig Sex haben, freuen sich über die Abwechslung. Wenn der Mann von hinten eindringt, hat er viel Bewegungsfreiheit und kann den Winkel und die Stärke seiner Stöße leicht verändern. Bei Frauen, die das Glück haben, einen „G-Punkt" zu besitzen, erlaubt diese Stellung die intensivste Stimulation; bei den anderen sind die neuen Empfindungen, die sie auslöst, dennoch sehr erregend.

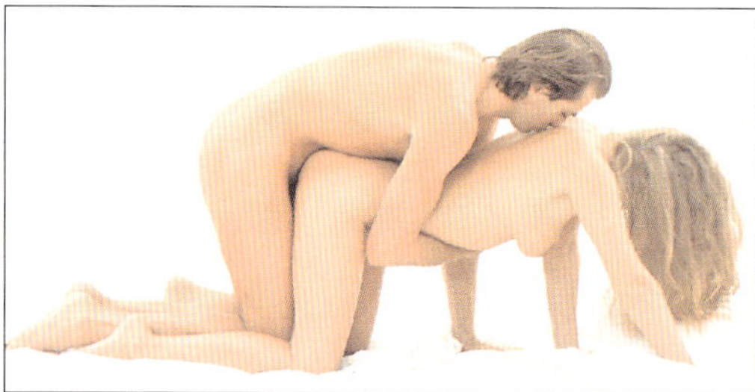

1 Die „Hundehaltung" ist wohl die bekannteste Position dieser Art. Die Frau kauert auf Händen und Füßen auf dem Bett oder Fußboden; der Partner kniet hinter ihr.

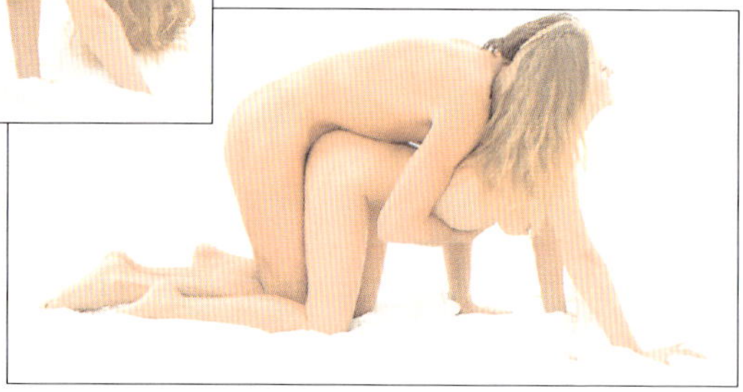

2 Die Vagina ist dem Mann zugewandt, und die Frau kann den Winkel ihres Beckens so verändern, dass beide Partner Lustgefühle haben. Sie kann das Becken auch hin und her bewegen.

Diese Position kann für die Frau sehr erregend sein, wenn sie gelenkig ist; denn der Penis reibt die Vagina an Stellen, die er sonst nicht erreicht.

Das Eindringen von hinten ist für ihn sehr erregend, weil er dabei die Führung übernimmt.

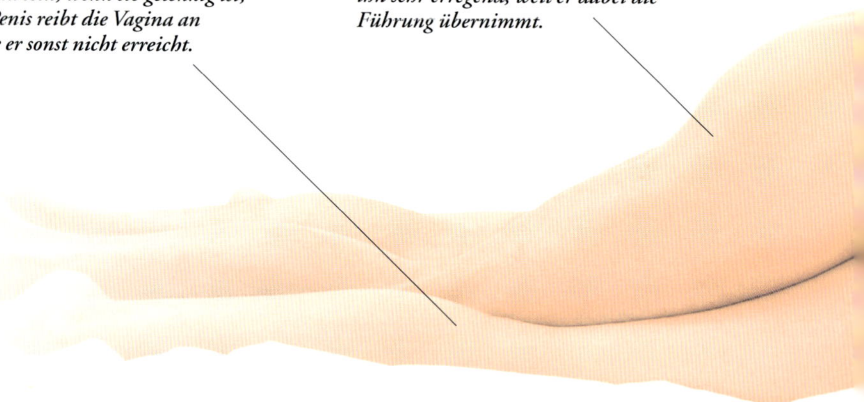

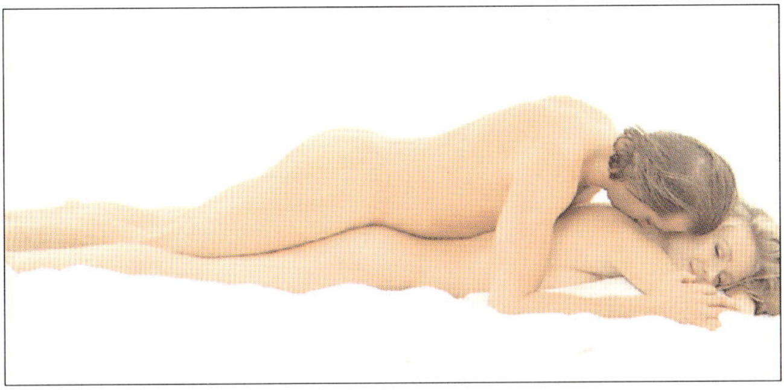

4 Wenn sie flach liegt und die Beine fest schließt, werden die Klitoris und die kleinen Labien indirekt stimuliert. Der Partner kann in ihr bleiben und sich nach Belieben bewegen, um die Lust neu zu entfachen.

3 Für sie ist es leichter, wenn sie sich auf den Bauch dreht, während er sich mit den Händen abstützt (das kann auch die Anfangsstellung sein). Wenn sie den Po anhebt, kann der Partner tiefer eindringen.

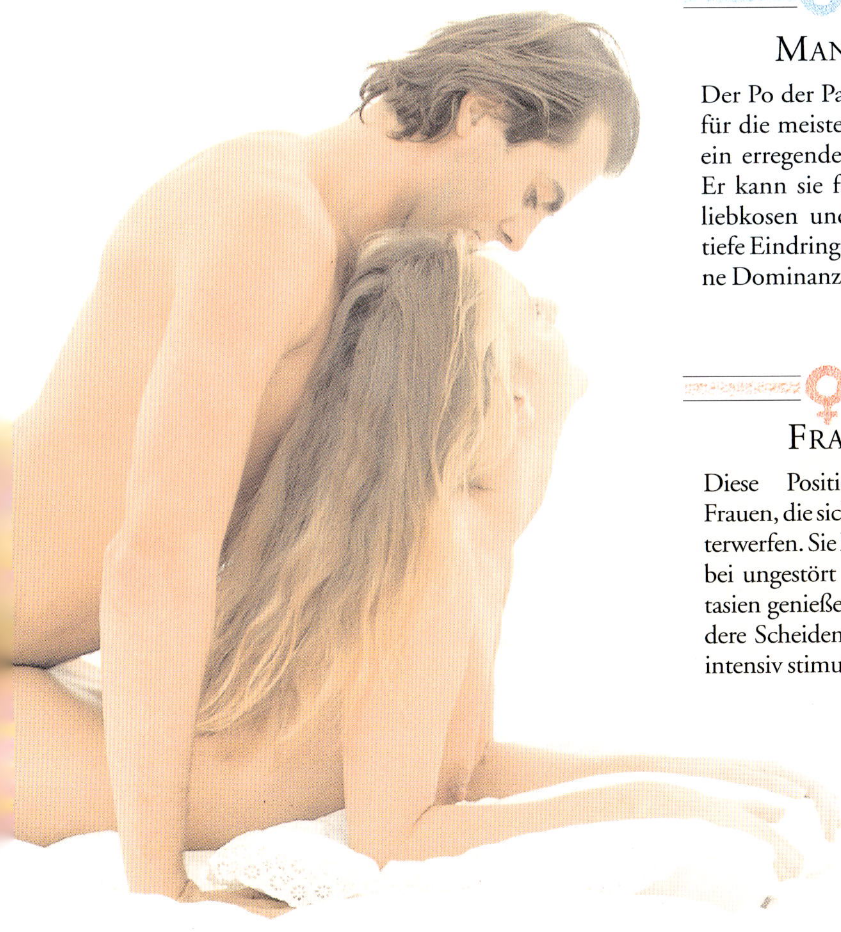

MANN

Der Po der Partnerin ist für die meisten Männer ein erregender Anblick. Er kann sie fast überall liebkosen und das sehr tiefe Eindringen und seine Dominanz genießen.

FRAU

Diese Position erregt Frauen, die sich gerne unterwerfen. Sie können dabei ungestört ihre Phantasien genießen. Die vordere Scheidenwand wird intensiv stimuliert.

Das Nachspiel

Die Minuten nach dem Liebesakt erleben Frauen und Männer ganz individuell und wiederum auch geschlechtsspezifisch auf ihre Weise. Beide sind entspannt, ruhig und befriedigt nach einer ekstatischen und zeitlosen Begegnung. Der Mann kehrt jedoch schneller in den Alltag zurück als die Frau und sein Penis wird innerhalb einer Minute schlaff. Die Frau braucht viel länger, um aus der Tiefe ihres Orgasmus aufzutauchen, vor allem wenn sie den Sex sehr intensiv erlebt hat. Ihre Genitalien schwellen viel langsamer ab ebenso wie ihre Gefühle.

Die meisten Frauen wollen den Partner noch eine Weile umarmen, während er aufstehen oder schlafen möchte. Das ist ein klassisches Beispiel dafür, dass die Partner miteinander über ihre Wünsche reden und eine gute Lösung finden müssen. Wenn sie das versäumen, können Frustration und Groll die Folge sein.

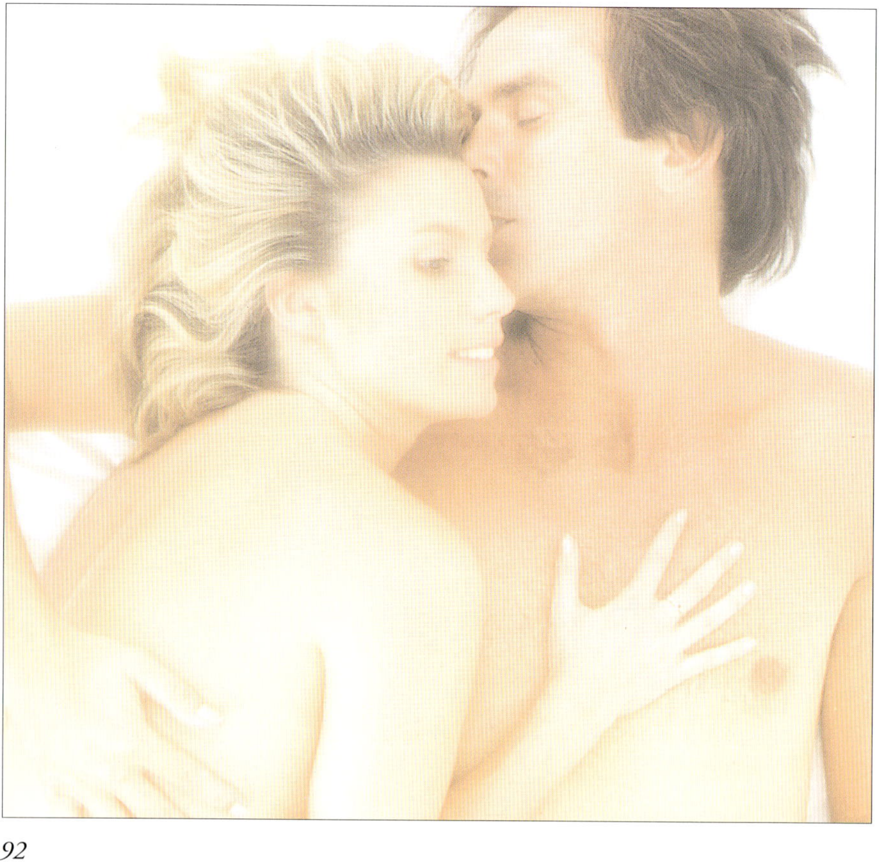

Das Erlebnis des Mannes

Wenn ein Mann ejakuliert hat, lässt sein Interesse am Sex, vielleicht auch an der Partnerin, schnell nach. Der Penis schrumpft und der Mann kann für einige Zeit – sie hängt von seinem Alter und von seiner Gesundheit ab – keine Erektion mehr bekommen.

Bei vielen Männern wird der Penis sofort nach dem Orgasmus sehr empfindlich und sie müssen ihn aus der Vagina ziehen. Diese Männer wenden sich oft auch von der Partnerin ab.

Außerdem werden viele Männer nach dem Koitus schläfrig. Während der Erregung strömt viel Blut ins Becken und die Muskeln spannen sich an. Nach dem Sex fließt das Blut rasch ab und die Muskeln entspannen sich. Benommenheit und Lethargie lösen die Erregung ab. Das ist bei den meisten Frauen anders. Der Mann dreht sich oft um und schläft ein, sehr zum Unwillen der Partnerin.

Rücksicht auf die Partnerin Die meisten Männer haben keine Ahnung, wie ihre Partnerin, die nach dem Orgasmus ganz anders fühlt, ihr Verhalten aufnimmt.

Selbst wenn ein Mann sich nicht gegen seine körperlichen Reaktionen wehren kann, sollte er auf die seelischen Bedürfnisse der Partnerin eingehen. Er kann sie zumindest umarmen und ihr einen Gutenachtkuss geben, ehe er einschläft. Schon das bedeutet der Frau viel. Sex am Morgen, wenn beide Partner erfrischt sind, kann die Lösung des Problems leichter machen.

Das Erlebnis der Frau

Während die Erregung langsam abflaut und sie noch unter dem Eindruck des Orgasmus steht, verspürt die Frau meist den starken Wunsch, in den Armen des Partners zu bleiben, still neben ihm zu liegen und Zärtlichkeiten auszutauschen. Manche Frauen wollen den Penis in sich behalten, obwohl er schlaff ist.

Das instinktive Verlangen der Frau nach sexueller Lust ist offenbar so sehr Teil ihrer Natur, dass sie nach dem Orgasmus den überwältigenden Wunsch verspürt, den Körperkontakt mit dem Partner beizubehalten und dadurch den Zauber der Begegnung zu verlängern.

Wenn der Partner jedoch aufsteht, sich eine Zigarette anzündet oder einfach einschläft, fühlt die Frau sich vernachlässigt und einsam. Dieser plötzliche Rückzug kommt ihr lieblos oder grob vor.

Das Interesse des Mannes verlängern Nach dem Orgasmus ist der Mann meist schläfrig und lethargisch, vor allem am Abend. Sex am Morgen kann ein zärtliches Nachspiel begünstigen.

Ermuntern Sie Ihren Partner mit leichter Konversation und Romantik, wach zu bleiben. Sagen Sie ihm, wie sehr sie ihn lieben und wie wunderbar er ist. Sprechen Sie nicht über Probleme im Haushalt – das schläfert ihn mit Sicherheit ein. Rennen Sie nach dem Sex auch nicht sofort ins Bad. Wenn Sie sich unbedingt waschen wollen, schlagen Sie ein gemeinsames Bad vor.

Register

A

B

C

D

E

F

G

H

I J

K

Die Ratschläge in diesem Buch sind von Autor und Verlag sorgfältig erwogen und geprüft, dennoch kann eine Garantie nicht übernommen werden. Eine Haftung des Autors bzw. des Verlags und seiner Beauftragten für Personen-, Sach- und Vermögensschäden ist ausgeschlossen.

DANKSAGUNG

Der Verlag dankt folgenden Personen für ihre Beiträge zu diesem Buch.

FOTOS
Alle Fotos von Paul Robinson
ILLUSTRATIONEN
Kuo Kang Chen, Sue Linney
UNTERSTÜTZUNG BEIM LEKTORIEREN UND BEIM LAYOUT
Claire Cross, Maureen Rissik, Ruth Tomkins